周围血管病中医小丛书

总主编 陈淑长 葛 芃

周围血管病临床治疗难点与中医对策

主 编 吕延伟 李大勇

编 委（按姓氏笔画排序）

李 鑫 李世征 吴春芳

宋珊珊 孟 阳 侯俊杰

中国中医药出版社

·北 京·

图书在版编目（CIP）数据

周围血管病临床治疗难点与中医对策/吕延伟，李大勇主编 . —北京：
中国中医药出版社，2015. 8
（周围血管病中医小丛书）
ISBN 978 - 7 - 5132 - 2679 - 0

Ⅰ. ①周… Ⅱ. ①吕… ②李… Ⅲ. ①血管疾病 - 中医治疗法
Ⅳ. ①R259.43

中国版本图书馆 CIP 数据核字（2015）第 160448 号

中国中医药出版社出版
北京市朝阳区北三环东路 28 号易亨大厦 16 层
邮政编码 100013
传真 010 64405750
三河市西华印务有限公司印刷
各地新华书店经销
＊
开本 710×1000 1/16 印张 11.75 字数 167 千字
2015 年 8 月第 1 版 2015 年 8 月第 1 次印刷
书 号 ISBN 978 - 7 - 5132 - 2679 - 0
＊
定价 30.00 元
网址 www.cptcm.com

内 容 提 要

　　本书为《周围血管病中医小丛书》之一，由辽宁省名医、外科专家吕延伟教授等主编。

　　全书共 8 章，重点介绍了最为常见的 8 种周围血管疾病的治疗难点、中医治疗优势、辨证治疗过程中细微的变化与对策，突出展示了周围血管疾病的中医治疗水平和成果，客观评述了中西医治疗现状，并结合我国几代专家的临证经验，提出适合患者病情与需求的治疗方案。

　　本书旨在继承和发掘中医药的优势与特色，规范中医治疗周围血管病的临床工作，启发开阔医生的诊疗思路。主要供中医外科或周围血管科专科的临床、教学、科研人员参考，也可供高等中医院校中医外科专业师生阅读使用。

前　　言

　　周围血管病是外科常见病、疑难病，由于其具有病程长、致残率高、并发症多、患者痛苦程度高的特点，其治疗始终是外科的难点。而中医治疗周围血管病有独特的优势，体现在治疗方法丰富、治疗手段易被患者接受、治疗费用低、疗效确切，能在很大程度上减轻患者的痛苦，大大降低了致残率。

　　近些年来，中医治疗周围血管病有了飞速的发展。在全国各地专家的不懈努力下，中医周围血管病专科学术体系已初步建立，中医治疗周围血管病的经验不断得到总结和推广，疗效不断提高。特别是中华中医药学会周围血管病分会成立以来，在促进学科发展、完善学术体系、总结治疗经验、培养专科人才方面做了很多有益的工作，极大地促进了中医周围血管病事业的发展。

　　本套丛书由中华中医药学会周围血管病分会组织全国各地专家编写而成，旨在更好地继承和发展中医治疗周围血管病的学术思想，分享中医治疗周围血管病的经验，总结近年来中医周围血管病学科的发展状况，发挥中医治疗周围血管病的优势，突出中医治疗周围血管病的特色，梳理中医周围血管病学科的建设思路。

　　本套丛书由《周围血管病临床治疗难点与中医对策》《周围血管病方药与临床应用》《周围血管病名医学术思想与验案》《糖尿病下肢病变中医治疗思路》4 册组成，具有如下特点：①本丛书由中华中医药学会周围血管病分会组织编写，充分利用分会的学术资源及发挥全国中医周围血管病专家的智慧与经验。②本丛书既突出继承又强调发展，既有名老中医治疗经验的介绍和中医传统疗法及方药的总结，又有中医治疗周围血管病的现代研究，以及对重大疾病的治疗经验等，内容丰富，独具特色。③本丛书总结了近些年来的学术成果，具有一定的时代性。④本丛书的作者都是活跃在中医周围血管病临床的学术骨干，具有相应的理论水平和临床经验，因而本丛书具有较强的实用性。我们希望本丛书的出版，能为中医周围血管病专科的从业者、研究者及医学生提供实际的参考和帮助。

由于中医周围血管病学科发展迅速，理论也在不断更新，作者的认识水平尚有一定的局限性，书中难免存在一些片面的或偏颇的观点，需要在今后的实践中不断完善。不妥之处请同道不吝指正。

本丛书的出版得到了中国中医药出版社、辽宁中医药大学附属医院、石家庄市中医院、北京中医药大学第三附属医院、北京中医药大学附属护国寺中医院、首都医科大学附属北京中医医院、唐山市协和医院、上海中医药大学附属上海市中西医结合医院、天津中医药大学第二附属医院等单位的大力支持，在此一并致谢。

陈淑长　葛芃

2015 年 7 月　北京

目　　录

第一章
血栓闭塞性脉管炎

血栓闭塞性脉管炎（thromboangiitis obliterans，TAO）是一种以中小血管节段性、炎症性、非动脉硬化性和血管腔内血栓形成为特征的闭塞性疾病，主要累及四肢远端中、小动脉和周围静脉，尤以下肢为甚，其原因不明，病程长，缠绵反复，早期引起局部组织缺血，后期肢端溃疡、坏疽，导致截肢，严重影响患者的生活质量。属于中医"脱疽""脱骨疽"范畴。本病多发于20～45岁的男性，近年的研究表明，高龄、女性患者呈一定比例增加，并且随着人们生活水平的提高，饮食结构的变化，本病的发病率呈逐渐降低趋势。虽然多年来国内外学者努力研究，但有时治疗结果并不能尽如人意。

一、中医研究现状

【古文献研究】

中医学中无血栓闭塞性脉管炎的病名，查阅古文献，与本病有关的记述散见于"脱疽""脱骨疽"等章节，并与糖尿病足病、动脉硬化闭塞症、手足化脓性感染等病有所混淆。

有关脱疽的记载，最早见于《内经》，当时名为"脱痈"。《灵枢·痈疽》篇谓："发于足指，名曰脱痈。其状赤黑，死不治；不赤黑，不死。不衰，急斩之，不则死矣。"指出了本病的临床特点、危害性及手术疗法的重要性。

汉代华佗《神医秘传》述："此症于手指或足趾之端，先痒而后痛，甲现黑色，久则溃败，节节脱落，宜用生甘草，研成细末，麻油调敷……内服金银花三两，元参三两，当归二两，甘草一两，水煎服……"，不但指出了脱疽症状的演变过程，并介绍了内外治法，上载四味清热解毒，养阴活血药物，后世被称为"四妙勇安汤"，一直沿用至今。

至晋代皇甫谧的《针灸甲乙经》中首先提出"脱疽"病名，南齐龚庆宣的《刘涓子鬼遗方》也有类似记载。隋代巢元方《诸病源候论·疽候》中曰："疽者，五脏不调所生也……若喜怒不测，饮食不节，阴阳不和，则五脏不调，营卫虚寒，腠理则开，寒客经络之间，经络为寒流所折，则营卫稽留于脉……营血得寒则涩而不行，卫气从之与寒相搏，亦壅遏不通……故积聚成疽……发于足趾，名曰脱疽。"这对脱疽的病因病机有了针对性的论述。

到了唐代，孙思邈的《千金翼方》的论述与《内经》相同，但手术疗法上，有了"毒在肉则割，毒在骨则切"的主张。

金元时期陈自明的《外科精要》中曰："治手足甲疽，或因修甲伤肉，或因损足成疮，溃烂上脚，用绿矾置铁板上煅沸，色赤如溶金色者为真，沸定取出，研末，以盐汤洗搽之。"后世按语此症即为脱疽，本书提出外伤是诱发脱疽的病因。

到了明代，中医对脱疽的认识已积累了相当丰富的理论和临床经验。申斗垣的《外科启玄》谓："足之大趾次趾，或足溃而脱，故名脱疽。是脾经积毒下注而然。赤色。先肿痛及不痛。俱以蒜灸之。人参败毒托里之剂治之。若色紫黑者急斩去之。如黑上至踝骨不治。"王肯堂《证治准绳》云："惟足大指患之为脱疽，其余足指患之曰敦疽，易治。"指出了不同的坏疽部位，预后各异。薛己的《外科枢要》详论脱疽，"谓疔患于足或足趾，重者溃脱，故名之……因醇酒炙爆，膏粱伤脾，或房劳损肾……先用隔蒜灸、活命饮、托里散，再用十全大补汤、加减八味丸……重者须当以脚刀转解周界，轻拽去之，则筋随骨出，而毒则泄亦不痛，否则毒筋内断，虽去而仍溃。且偏僻之处，气血罕到，药虽导达，况攻毒之剂，先伤脾胃，不若灸法为良，重者须解去为善。"且后附治验数个。陈实功的《外科正宗·卷二·脱疽论》对脱疽的病因、病机、症状、治疗及其预后等均有较详细的论述，除内服药外，还采用针灸、熏洗、外用药等疗法，亦附有验案，如曰："夫脱疽者，外腐而内坏也。此因平昔厚味膏粱熏蒸脏腑，丹石补药消烁肾水，房劳过度，气竭精伤……疮之初生，形如粟米，头便一点黄疱，其皮如煮熟红枣，黑气侵漫，传遍五指，上至脚面，其疼如汤泼火燃，其形则骨枯筋缩，其秽异香难解……内服滋肾水、养气血、健脾安神之剂。"又曰："治之得早，乘其未及延散时，用头发十余根缠患指本节处，绕扎十余转，渐渐紧之，毋得毒气攻延良肉，随用蟾酥饼，放原起粟米头上，加艾灸至肉枯疮死为度，次日本指尽黑，方用利刀寻至本节缝中，将患指徐顺取下，血流不住，用金刀如圣散止之，余肿以妙帖散敷之。"此方法将手术指征、术前准备、术后护理、手术方法均进行详细说明，较薛己的手术方法更为合理。

清代医家在总结前人经验的基础上，对脱疽的认识更为进步。如祁坤的《外科大成》所载以外治为主，并指出："有因修甲受伤。咬伤冻伤。女因扎伤所致者。宜各详其因。分而治之。此为形似而来。非穴真而受异也。"告诫医家要重视鉴别诊断。王洪绪在《外科证治全生集·卷一·脱骨疽》中认为脱疽亦为疽，主张内治为主，曰："大人用阳和汤，幼孩以小金丹，最狠者，以犀黄丸皆可消之。"清代高秉钧的《疡科心得集·卷上·辨脚发背脱疽论》也明确提出："脱疽，……或因房术涩精，丹石补药，消烁肾水，房劳过度，气竭精枯而成"，将脱疽的病因病机进行了总结，认为对于前人提出的"足大趾病为脱疽，余趾为敦疽易治"的说法应详审之。陈士铎的《外科秘录·卷七·手足指疗》则认为，"顾步汤能益气养阴，和营清热，脱疽连服此汤可救脚趾俱黑者"。《医宗金鉴·外科心法要诀》载有治脱疽初起"外用大麦米煮饭，拌芙蓉叶、菊花叶各五钱，贴之止痛"，并将脱疽常用解毒济生汤、清神散、金液戊土丹、雌雄霹雳火等内外方药编成歌诀，便于记诵。顾世澄的《疡医大全·卷二十七·足踝部·脱疽篇》对历代医家有关脱疽的认识进行了总结论述，使人们对脱疽的认识更加全面系统。而《马培之外科医案》记有："古书谓丹石温补膏粱厚味太过，脏腑燥热，毒积骨髓，则生脱疽，盖富贵之疾也。然农夫童樨，间或有之，岂亦得于丹石温补膏粱厚味乎……又感严寒涉水，气血冰凝，积久寒化为热。始则足趾木冷，继则红紫之色，足跗肿热，足趾仍冷，皮肉筋骨具死，节缝渐久裂开，污水渗流，筋断肉腐而脱……有数趾而败者，有落至踝骨不败者，视其禀赋之强弱，要皆积热所致，以养阴清火为主"，其描述与本病的病因病机、症状演变、坏疽治法类似。

中医学对本病的认识经历了不断深化和发展的过程，为本病的中医辨证论治提供了丰富的经验。

【中医治疗现状】

中医治疗 TAO 主要有分型内治、辨证外治、专方专药、中药制剂等方面，分述如下。

1. 分型内治　各地专家均根据患者局部及全身表现进行分型论治，但又有细节上的不同。如马同长根据多年观察，以八纲为总则，将脉管炎分为寒、热、虚、瘀四证。寒型治宜温通经脉、通络止痛，常用附子、肉桂、干姜、细辛、白芥子等，并配用虫类活血药；热型治宜清热解毒、活血利湿、通络止痛，常用金银花、蒲公英、黄芩、黄柏、茯苓、牛膝、防己、土茯苓等；瘀型治宜活血通络止痛，多重用地龙、蜈蚣、土鳖虫、壁虎、穿山甲等虫类药；虚型治宜调和营卫、补气养血、益肾健脾，常用人参、黄芪、鹿茸、当归、白术、川芎等。唐汉钧根据脉管炎的病机转化分为阳虚寒凝、气滞血瘀、血瘀化热、气血两虚四期。阳虚寒凝治拟温阳散寒、活血通脉，方以阳和汤加减；气滞血瘀治拟活血化瘀、温阳通脉，方以桃红四物汤、独活寄生汤加减，配服小金丹；血瘀化热治拟清热解毒、消肿止痛，方以四妙勇安汤、顾步汤加减；气血两虚治拟益气养血、调和营卫，方以人参养荣汤加减。陈淑长将热证进一步为两型，共五型。脉络寒凝证，温经散寒、活血通络，方用当归四逆汤和补阳还五汤加减；脉络血瘀证，行气活血、化瘀止痛，方用血府逐瘀汤加减；脉络瘀热证，清热养阴、活血散瘀，方用顾步汤加减；脉络热毒证，清热解毒、化瘀通络，方用四妙勇安汤加减；气血两虚证，益气补血活血，人参养荣汤加减。奚九一是脉管病分期论治的代表，根据邪正盛衰将本病分为四期：急性期，清热祛邪为主（土山漆、甘草）；迁延活动期，邪已稍减，正气稍衰，血脉瘀阻，清热化瘀（土山漆、益母草、甘草）；好转恢复期，热毒渐去，正气未复，助以黄芪扶正达邪（土山漆、黄芪、甘草）；静止期，正气渐复，热毒未尽，余瘀留伏，则宜土山漆和甘草祛邪，黄芪补正气，益母草祛瘀。陈磊根据脉管炎的发病特点，将其简单分为寒热二型。一为外感寒湿证，治宜行气化湿散寒，辅以活血止痛，方用鸡鸣散加减；二为湿热下注证，治宜清热解毒利湿，凉血通络，方用加味二妙丸加减。郑添工将本病按五型论治，并与西医分期相对应：阴虚毒热型（干性坏死期）选金银花、当归、玄参、石斛、紫花地丁、生黄芪、牛膝、生甘草等；气血瘀滞型（局部缺血期）选川芎、桃仁、赤芍、三棱、土鳖虫、地龙、水蛭等；湿热下注型（湿性坏死期）选金银花、当归、牛膝、黄柏、栀子、苍术、防己等；虚寒型

（局部缺血期）选熟地、白芥子、桂枝、桑寄生、细辛、蜈蚣、炙黄芪等；气血双亏型（营养障碍期）选生黄芪、当归、党参、白术、茯苓、红花、鸡血藤等。

2. 辨证外治　"外科之法，最重外治。"本病治疗亦是如此，近年来仍可见相关研究，张广利报道按辨证分型选方外洗。脉络寒凝型方选阳和汤加减以温阳通脉、散寒祛瘀；脉络血瘀型治宜活血化瘀、通络止痛，方选活血散瘀汤；脉络瘀热型治宜清热消肿、化瘀止痛，方选四妙勇安汤加味；脉络热毒型治宜清热解毒、消肿止痛，方选黄连解毒汤加味。马同长亦根据辨证外洗，并提出在熏洗时加入醋、盐可提高临床疗效。刘佩凤单用外治法，应用透骨草、伸筋草、红花、川芎、草川乌、干姜、川椒、细辛煎汤先熏后洗，治疗38例未溃期脉管炎，结果治愈10例，占26.32%；显效12例，占31.58%；进步15例，占39.47%；无效1例，占2.63%。总有效率为97.37%。代红雨总结唐汉钧经验，提出坏疽期创面的处理是治疗本病的关键，坏疽初期应保持干燥、清洁，不宜轻易使用油膏、膏药、腐蚀性药物及熏洗之剂，以防止病情进展或造成感染，只需常规消毒后用无菌纱布包扎，保护创面。湿性坏疽则应及时切开引流。

奚九一重视外治，总结出本病清创宜缓不宜急，在脉管炎病变活动期或迁延期，如果行彻底清创，会刺激周围血管，使局部血管痉挛，加重缺血，伤口扩展。因此，急性期或迁延活动期禁忌"鲸吞法"等清创术，只宜采用"蚕蚀法"，由远心端向近心端渐次清创。陆德铭将脉管炎的外治分为中药外洗和中药外敷。中药外洗：海桐皮、透骨草、伸筋草、威灵仙各20g，川牛膝、乳香、没药、桂枝、当归、红花、赤芍、五加皮、羌活各15g，煎汤，先熏后洗，主要用于早期及恢复期缺血不严重、肢体仍发凉、怕冷、遇冷后症状加重，或游走性血栓性浅静脉炎遗留硬结、疼痛者；蒲公英、金银花、白蔹各30g，黄柏、苦参各24g，连翘、丹皮、赤芍、白芷各30g，黄柏、苦参各24g，乳香、没药各12g，水煎后放温，浸泡患肢，用于出现肢体溃疡或肢体感染脓多、局部红肿、恶臭，但感染已局限稳定者；苦参30g，苍术15g，黄连10g，黄柏、黄芩各20g，大黄15g水煎外洗，主要用于本病合并脚癣，趾缝间渗液，糜烂者。中药外敷：冲和膏或红灵丹油膏外敷患处，适用于脱疽一二期；如意金黄散外敷局部，用于患处红肿热痛者；小檗碱软膏或紫草纱布扑敷创面，用于溃烂期；八宝丹掺撒溃疡面，外敷生肌玉红膏或象皮生肌散调麻油，适用于疮面肉芽组织生长缓慢，久不收口者；五五丹适量掺于创面，覆盖黄连油膏纱布，适用于创面坏死组织未脱落或有脓苔、分泌物较多者；京万红软膏适量敷于创面，覆盖黄连油膏纱布，适用于创面坏死组织未脱落、肉芽欠新鲜者；生肌散适量掺于创面，覆盖油膏纱布，适用于创面肉芽新鲜、脓液较少者。罗子华选取60例血栓闭塞性脉管炎患者，采用艾灸法止痛，并与口服止痛药对照，2个疗程后观察疼痛情况。结果：观察组止痛总有效率为93.33%，高于对照组的73.33%。

3. 专方治疗　对本病专治方药主要体现在古代经方加减、院内制剂、自拟方剂三方面。何东初报道内服四妙勇安汤治疗本病62例，并与应用低分子肝素及丹参注射液组对照观察，疗效较好。张月星等以桃红四物汤为主随证加减治疗本病，取得了肯定的疗效。吴卫平等总结加味顾步汤配合象皮生肌膏治疗趾端溃疡的脉管炎65例，痊愈42例，显效17例，好转4例，无效2例，总有效率96.84%。此外，国内一些脉管病专科均有临床应用多年的院内制剂，如辽宁省中医院血管外科的通脉系列方、河南安阳脉管病医院的溶栓丸系列、上海市中西医结合医院脉管科的791系列方等均有确切的疗效，并且医院进行着多方面深入的研究，不断完善，努力提高疗效。郭文元自拟化瘀解毒汤治疗血栓闭塞性脉管炎Ⅲ期60例，并与静滴脉络宁、血塞通组对照观察，治疗2个月，结果观察组临床控制44例，显效12例，有效2例，无效2例，优于对照组。邢有东在常规治疗的基础上加服自拟通脉汤治疗脉管炎68例，并将Ⅱ期、Ⅲ期分别观察，结果疗效均优于常规治疗组。杨林等自拟疏凿通管汤为主治疗血栓闭塞性脉管炎36例，与静脉滴注脉络宁、尿激酶治疗的32例进行对照比较，结果：治疗组治愈率为66.7%，好转率为22.2%，总有效率为88.9%；而对照组分别为56.3%、18.8%，总有效率75.0%。两组比较，治疗组明显优于对照组。

4. 中药制剂　治疗脉管炎的中药制剂主要分为口服、静脉应用两种。李娜等将血栓闭塞性脉管炎患者 60 例，随机分为对照组（30 例）和治疗组（30 例），对照组用肠溶阿司匹林、复方丹参注射液治疗，治疗组加用通塞脉片，观察治疗前后主要症状、血液流变学。结果：近期临床治愈率与总有效率治疗组分别为 53.38%、94%，对照组分别为 23%、60%；对主要临床症状、血液流变学的改善，加服通塞脉片的治疗组明显优于对照组。王昕冉报道脉血康胶囊配合灯盏细辛及外用药治疗脉管炎 52 例，治疗前后：皮温及发凉感显效 3 例，改善 27 例，有效率为 57.69%；间歇性跛行显效 3 例，改善 33 例，有效率为 63.46%；静息痛显效 2 例，改善 31 例，有效率为 82.5%；溃疡显效 13 例，有效 31 例，有效率为 56.52%；足背动脉搏动显效 2 例，改善 25 例，有效率为 57.45%；踝肱指数显效 6 例，有效 14 例，有效率为 25.98%；并且提出含有水蛭素的脉血康治疗脉管炎疗效确切。王惠在常规方案的基础上加用脉络宁注射液静点治疗 34 例患者，并设常规方案组为对照组，14 天后观察，经过 1 个疗程的治疗，治疗组总有效率为 88%，对照组总有效率为 68%，脉络宁组的治疗结果优于对照组。另外一些具有活血通络作用的口服及静脉用药物亦在临床上广泛应用。

【中医治疗现状评价】

由于本病的发病率逐年减少，研究本病的文献数量、文献质量均有一定的下降。治疗方法上没有新的突破。辨证分型治疗上大同小异，基本上认为早期为寒证，中期为瘀，腐坏为热证，久病多为虚证。治疗方药多为阳和汤、桃红四物汤、四妙勇安汤、顾步汤、八珍汤等名方加减化裁而来，只是重视分型的，喜用活血化瘀；重视分期的，急者祛邪，缓者扶正。外治方法虽以外洗、外敷为主要手段，但各家用药多以自身经验总结报道，对熏洗疗法可以听到不同声音，坏死疮面的处理有了基本的共识，针灸等一些疗法应用于本病疼痛的治疗，源于古法，具有一定的效果，但其并不能根本解决疼痛问题。专方的治疗方面，院内制剂的疗效较有说服力，但进一步深入的研究进行缓慢。中药成药制剂针对血栓闭塞性脉管炎的药物并不多，近些年几乎没有新药面世。另外，因为报道中的中药多配合其他疗法，科研设计较为粗糙，样本数不大，其疗效受到不同程度的质疑，但是我们也看到一些专家致力于从中医内外治疗解决本病，值得赞扬。

二、中医诊疗策略

【病因病机】

血栓闭塞性脉管炎属中医学"脱疽""脱骨疽"等范畴，多由素体脾气不健，肾阳不足，又多有饮食不节、烟毒熏蒸、房劳损伤等诱因，加之外伤、受寒，寒湿之邪入侵而发病。脾气不健，化生不足，气血亏虚，气阴两伤，内不能荣养脏腑，外不能充养四肢，多有麻木；脾肾阳气不足，不能温养四肢，则见发凉、怕冷；复感寒湿之邪，则气血凝滞，经络阻塞，不通则痛。四肢气血不充，失于濡养，则皮肉枯槁，坏死脱落。若寒邪久蕴，则郁久化热，湿热浸淫，则患趾（指）红肿溃脓；热邪伤阴，阴虚火旺，病久可致阴血亏虚，肢体失养，坏疽脱落。总之，本病是以脾肾亏虚为本，寒湿外伤为标，气血凝滞、经络阻塞为主要病机。

【诊断】

1. 临床表现　血栓闭塞性脉管炎多发于寒冷季节，以 20～40 岁男性多见；常先一侧下肢发病，继而累及对侧，少数可累及上肢；患者多有受冷、潮湿、嗜烟、外伤等病史。为了便于诊断和分析病情轻重，国内外多数专家根据病程，将本病分为三期。

第一期（局部缺血期）：患肢发凉怕冷、麻木、疼痛，行走时足及小腿酸胀及有疲劳感，足底胀硬不适，耐寒能力降低，逐渐出现间歇性跛行，患足皮肤发干色灰，皮温稍低于健侧。有些患者患肢伴有反复发作的游走性血栓性浅静脉炎，患肢动脉搏动减弱或消失。

第二期（营养障碍期）：患肢发凉怕冷、麻木、疼痛和间歇性跛行加重，甚至不能行走，有静息痛，夜间疼痛剧烈，患者常两手抱足而坐，彻夜不眠。远端皮肤干燥加重、脱屑、皲裂，汗毛逐渐脱落，汗出随之减少，趾甲干厚、脆硬、变形，肢端紫红、潮红、黯红或苍白，小腿肌肉伴有不同程度的萎缩，足部皮温明显降低。部分患者，可出现触电样、针刺样疼痛等缺血性神经炎的表现。

第三期（坏疽期）：二期的表现进一步加重，足趾发生溃疡或坏疽，逐渐数趾相传，向上发展至足背及以上。患者日渐衰弱消瘦，溃破经久不愈，严重者肢体溃烂，疼痛剧烈难忍，可伴发热、纳差、神昏等全身症状。

根据坏疽的范围，临床上又可分为3级：

1级坏死：坏疽局限于趾部。

2级坏死：坏疽扩延至趾跖关节。

3级坏死：坏疽扩延至足跟、踝关节或踝关节以上。

2. 辅助检查　除一般的血常规、凝血指标、血脂、血糖、血流变等常规检测外，一些特殊的检查对病情判断更加准确细致。

（1）多普勒超声血流检查：既能探测血流速度，又可以描记血流波形，并能测量踝肱指数（ankle brachial index，ABI）和阶段性压差，可从多角度判断肢体缺血情况。

（2）肢体体积描记仪：一种为空气体积描记法（PVR），根据波形可判断狭窄和闭塞的可能位置；一种为光电体积描记法（PPG），常用于皮下浅层血管的血流量，根据波形估测疮口附近的皮肤血运、术后伤口愈合的可能性。

（3）彩色多普勒超声：国内应用最广泛的无创检查，可以对下肢全程血管进行形态与血流情况的检查，对血管各层及腔内变化较为细致，是与其他血管疾病鉴别及随访筛查的最好方法。

（4）微循环的检查：本病微循环改变比较明显，尤以患者足趾、手指甲皱微循环障碍最为突出，在发病不同阶段微循环障碍程度也不相同，其管袢的扩张情况及数目也有相应变化，对于判断病情和观察临床疗效有一定作用。

（5）磁共振血管造影（MRA）、计算机断层血管造影（CTA）、数字化减影血管造影术（DSA）均非确诊 TAO 必需，可作为筛选可疑病例和选择治疗方法的一种辅助检查，其典型征象为双侧动脉节段性狭窄或闭塞，病变部位多局限于肢体远端而近端血管正常，从正常到病变血管突然转变，可见"树根状""蜘蛛状"和"螺旋状"侧支血管。

附：

1990 年中国中医药学会外科脉管专业委员会拟定的诊断标准及王嘉桔临床分期法：

1. 患者绝大多数为 20～40 岁男性。

2. 主症

（1）间歇性跛行。

（2）静息痛。

（3）酸、胀、麻、木（出现一个或几个症状）。

（4）发凉或烧灼感（出现一个症状）。

（5）皮肤、汗毛、肌肉、趾（指）甲呈营养不良性改变。

（6）足趾或连同足部坏疽或手指坏疽（多为干性）。

（7）小腿或足部反复出现游走性血栓性浅静脉炎。

3. 患肢中、小动脉搏动减弱或消失。

4. 舌象与脉象

（1）舌象：舌质多淡紫、青紫，可有瘀点或瘀斑，苔白润；或是舌质红或绛，苔黄；或舌质淡，苔薄白等。

（2）脉象：可弦紧或沉涩或弦数或弱等。

具备主症（1）、（2）或（1）或（2）条，再加上（3）、（4）、（5）、（6）、（7）其中 1 条，结合 1、3、4 鉴别于动脉硬化性闭塞症等，即可初步诊断。用肢体阻抗式血流图、多普勒超声或动脉造影可进一步确诊。

王嘉桔（1994 年）根据病变的活动情况，提出如下分期：

1. 稳定期　患肢畏寒、发凉、麻木、间歇性跛行，近期内没有进展或加重；溃疡边缘清楚，坏疽稳定或趋于好转；足部感染控制，坏死分界清楚；近期内肢体各项动脉功能及血流图等检测提示血液循环有改善。有关血液流变学检查多正常。

2. 急性活动型 肢体出现游走性血栓浅静脉炎；自体血液循环明显恶化，或有恶化趋势，如皮肤青紫、苍白或发绀加重，间歇性跛行距离缩短；近期内行走痛，特别是出现持续性、固定性疼痛；皮肤出现瘀点、瘀斑；肢体有坏死倾向，或坏疽进展向近端延及；溃疡范围扩大，边界不清楚；肢体动脉功能检查、血流图、血流量检查提示动脉功能障碍，失代偿。有关血液流变学的检查异常。

3. 迁延型 肢体游走性浅静脉炎已基本消失，或有轻度反复；其他表现处于上述两项之间。

4. 严重坏疽感染型 肢体坏疽范围多在趾跖关节以上，继发严重的感染，患者高热，剧烈疼痛，消瘦乏力，脱水、贫血，有明显全身中毒症状。有关免疫学和血流变学检查严重失常。

【鉴别诊断】

1. 动脉硬化性闭塞症 该病与脉管炎均属慢性闭塞性动脉病，但其患病年龄多在 40 岁以上，男女均可发病；是全身动脉硬化在肢体的表现，好发于大、中动脉，动脉管壁增厚、粥样斑块、钙化，所形成的坏疽范围大，发展快，可波及全足、小腿或整个大腿；疼痛可较脉管炎为轻，酸、胀、麻、木更为明显。常伴有高血压病、冠心病、糖尿病，以及脑血栓。实验室检查血脂增高。心电图可显示冠状动脉缺血。X 线检查显示大动脉有钙化斑点。无游走性浅静脉炎。

2. 糖尿病性坏疽 糖尿病是一种机体糖代谢障碍性疾病，此病具备糖尿病的临床表现。实验室检查血糖增高，尿糖阳性。其并发下肢坏疽时，坏疽发展迅速，可蔓延至足部和小腿，多呈湿性坏疽。

3. 雷诺病 雷诺病是一种末梢血管舒缩功能紊乱性疾病。大多发生于青年女性；手部症状较足部明显，常对称性发病；表现为手指（足趾）阵发性苍白→发绀→潮红→复常；患肢动脉搏动正常；仅极少数病例可在后期发生指（趾）端局限性表浅小溃疡或坏疽。

4. 结节性动脉周围炎   该病主要侵犯中小动脉，肢体可出现类似脉管炎的缺血症状，如皮肤发生紫斑、坏死，但其病变广泛，常累及肾、心、肝、胃肠道等动脉；出现皮下结节，沿表浅动脉排列。实验室检查血清丙种球蛋白增高。难于鉴别时可做活组织检查明确诊断。

5. 动脉栓塞   该病为栓子自心脏或近端动脉壁脱落，或外界异物阻塞，而致肢体缺血坏死的急性病变。肢体突然出现疼痛、苍白、麻木、运动障碍、无脉（"5P"征），极易致残和危及生命。

6. 红斑性肢痛症   该病主要为足部或手部发作性血管扩张而表现皮肤发红、肿胀疼痛、灼热。受热或行动或患肢下垂位可使症状加重；遇冷或抬高患肢可使症状减轻。动脉搏动不受影响或增强，也无肢体缺血现象。

7. 多发性大动脉炎   该病多发生于青少年，以女性居多。其特点是体内各部位的大动脉均可有病变。当颈总、无名动脉发生狭窄或闭塞时，可引起明显的头部缺血症状，如头目眩晕等；当无名或锁骨下动脉受累时，可出现上肢供血不足症状，如上肢酸麻、发凉、肌肉萎缩、无脉等。当累及胸、腹主动脉时，可使下肢血液供应明显减少，如下肢发凉、酸麻无力、间歇性跛行等。但一般无坏疽发生，疼痛也不多见，皮色改变亦不明显。活动期多伴低热、盗汗、血沉加快。

8. 冻伤   该病多发生于身体暴露部位，如手、足、耳等。多在冬季受冻而发病；先有灼热、发痒，后发生红斑、青紫和水疱；冬季过后症状消失，来年冬季可复发。严重冻伤可引起坏疽，但坏死多在表浅部，可有大瘢痕形成，且肢体动脉搏动正常。

【辨证分型】

1. 寒湿阻络证   患趾喜暖怕冷，麻木，酸胀疼痛，多走则疼痛加剧，稍歇痛减，皮肤苍白，触之发凉，跌阳脉搏动减弱；舌淡，苔白腻，脉沉细。

2. 血脉瘀阻证   患趾酸胀疼加重，夜难入寐，步履艰难，患趾皮色黯红或紫黯，下垂更甚，皮肤发凉干燥，肌肉萎缩，趺阳脉搏动消失；舌黯红或有瘀斑，苔薄白，脉弦涩。

3. 湿热毒盛证　患肢剧痛，日轻夜重，局部肿胀，皮肤紫黯，浸淫蔓延，溃破腐烂，肉色不鲜；身热口干，便秘溲赤；舌红，苔黄腻，脉弦数。

4. 热毒伤阴证　皮肤干燥，汗毛脱落，趾（指）甲增厚变形，肌肉萎缩，趾（指）呈干性坏疽；口干欲饮，便秘溲赤；舌红，苔黄，脉弦细数。

5. 气阴两虚证　病程日久，坏死组织脱落后疮面久不愈合，肉芽黯红或淡而不鲜；倦怠乏力，口渴不欲饮，面色无华，形体消瘦，五心烦热；舌淡尖红，少苔，脉细无力。

【辨证诊疗思路与方案】

1. 病情分析与确定治疗目标　对于血栓闭塞性脉管炎的诊断并不困难，但患者体质禀赋各异，症状表现不同，深入地分析病情，是确定治疗目标的基础，完善全面的临床与仪器检查是我们的有效手段。病情的分析主要有：①病史方面：如病前情况（居住、饮食、外伤、吸烟等），病程的长短，是否经过正规的治疗，目前全身状态及伴发的疾病；②症状方面：如疼痛的程度、持续时间、应用止痛剂情况；③查体方面：坏疽的分级，坏疽的性质，周边皮肤的温度、色泽及有无肿胀，努力判断病情是稳定期还是活动进展期，侧支循环建立的情况，有无药物及手术治疗的适应证与禁忌证。无论采用哪种治疗手段，防止病变发展、改善患肢血供、减轻患肢疼痛、促进溃疡愈合是本病的治疗目标及原则。

2. 选择治疗方案的依据与影响治疗效果的因素　到目前为止，尚没有确切的指南，临床报道多是综合治疗，一些学者认为具备专科的综合型医院，可以选择合适的病例，尝试多种治疗方案，但不要汤剂、成药，口服、静滴，多种西药应用，手术、介入、干细胞治疗盲目开展，一是患者负担较重，二是难以观察疗效。建议有针对性地对比，尽量减少干扰因素，及时总结心得并交流。对于下级或无专科医院，建议吸收专业学会及权威国内外杂志的经验，结合自己的实际情况，从经济、有效的角度给患者以恰当的治疗，不延误病情，必要时及时转诊。

影响治疗效果的因素除了先天体质因素外，很大程度取决于患者良好的依从性，如绝对的禁烟，患肢保暖与功能锻炼，坚持口服药物与定期复查，对疾病恐惧，丧失信心。另外，是否有良好的医疗保障与经济基础也影响本病的预后。

3. 一般治疗

（1）绝对戒烟：吸烟对本病的严重危害已成共识，严格绝对戒烟是防止病情恶化与复发的重要因素。

（2）防护保暖：防止外伤，鞋袜舒适，控制足癣，修剪趾甲应小心，严重缺血不宜热疗；注意保暖，要避免感受寒湿。

（3）功能锻炼：患者缓步行走有促进肢体血液循环的作用，但以不出现跛行症状为度；长期卧床的患者要进行关节的屈伸、旋转，防止关节挛缩和肌肉萎缩。指导患者进行 Buerger 运动以促进患肢血液循环，做法是：患者仰卧，抬高患肢45°保持 1～2 分钟后，坐起垂足于床边 2～5 分钟，并活动足和趾 10 余次，然后再仰卧床上 2 分钟。每次重复 5 次，每日 3 次。足部感染未控制者忌用。

（4）精神调护：多与患者沟通，使其加深对疾病的认知、树立战胜疾病的信心、能接受截肢等治疗手段。

4. 辨证治疗

（1）内治法

1）寒湿阻络证

治则：温阳散寒，活血通络。

方药：阳和汤加减。

加减：患肢麻木、疼痛、肢端瘀斑，加桃仁、红花；腰膝酸软、遗精、早泄，加仙茅、巴戟天、杜仲；小腿胀痛，间歇性跛行明显者，加葛根、海桐皮、益母草。可兼服参茸大补丸、参桂再造丸，静滴参附注射液。

2）血脉瘀阻证

治则：活血化瘀，通络止痛。

方药：桃红四物汤加减。

加减：瘀重加全蝎、水蛭等虫类药，兼服大黄蟅虫丸；痛重加乳香、没药、元胡；体倦乏力可重用黄芪。伴有游走性浅静脉炎者加壁虎、血竭，兼服西黄丸；有急性血栓形成者，口服脉血康胶囊。静滴丹参、川芎、三七的提取物。

3）湿热毒盛证

治则：清热利湿，化瘀通络。

方药：四妙勇安汤加减。

加减：肢体肿胀明显，加泽泻、薏苡仁；周边红肿、流脓淌水，加土茯苓、蒲公英；热甚加知母、石膏。口服新癀片，静滴脉络宁、清开灵注射液。

4）热毒伤阴证

治则：清热解毒，养阴活血。

方药：顾步汤加减。

加减：口干，舌裂，加丹皮、麦冬；边界不清加穿山甲、金银花。可兼服通塞脉片。

5）气阴两虚证

治则：益气养阴。

方药：黄芪鳖甲汤加减。

加减：脾虚便溏，伤口肉芽灰白，加山药、扁豆；血虚有寒，酌加附子、肉桂。可兼服十全大补丸，静点参脉注射液。

（2）外治法

1）熏洗疗法：能缓解血管痉挛，促进侧支循环的建立，解毒杀菌，加速疮面愈合。可根据辨证分型应用，内服之方即外洗之方，药量可以加重，酌选一些含挥发物质及透皮吸收好的药物；未溃者，可单独应用，已溃者，熏洗后可配合其他外治法。注意水温及盗血的发生。

禁忌证：熏洗后过敏或疼痛加重；干性坏疽者；坏疽进展，感染较重，引流不畅。

2）外敷法：能保护疮面，防治感染，改善血运，促进生肌，减少刺激。未溃者红灵酒揉擦，冲和膏、红灵丹油膏外敷；已溃者，生肌玉红膏外敷；腐肉多，少掺祛腐丹散。局部红肿者，外敷箍围消肿油膏，如金黄膏等。

3）清创法：组织液化、坏死成脓者应及时切开引流；腐肉较多，以分批"蚕食"，能减轻腐蚀药刺激；干性坏疽待分界清楚，周边循环建立良好时，"鲸吞"法祛之。

4）针灸疗法：中医特有的方法，有一定的作用。主要包括艾灸、耳针、体针、穴位药物注射等。取穴多在腕踝以上：上肢选曲池、内关、合谷、后溪、曲泽、少海；下肢选足三里、三阴交、阳陵泉、血海、太溪、委中等；耳部：神门、内分泌、交感、肾、肾上腺。艾灸防烫伤，针法刺激可稍强，穴位注射液多为活血扩张药、维生素B、止痛药、抗过敏药，注射准确，防入血管；患肢严重循环障碍、肿胀时不宜注射，以防感染和出现坏疽。

（3）辨证注意点及对策

1）辨疼痛：疼痛是本病最痛苦的症状，"经络阻塞，不通则痛"指出了疼痛的机制，找到造成经络阻塞的原因，是致痛的关键。"审因治痛"对缓解疼痛效果明显。肢体冰凉苍白，缓痛胀痛，得热则痛缓，舌淡，苔薄白，多为寒痛；肢体紫黯瘀斑，青筋肿胀，持续疼痛而固定，舌质红绛或瘀斑，多为瘀痛；肢体局部红肿灼热，剧痛而拒按，遇冷而痛缓，多伴发热或高热，舌质红赤，苔黄燥，多为热痛。

2）辨坏疽及清创时机：根据疮面情况坏疽分为湿性、干性、混合性、进展性，脉管炎为末梢缺血，坏疽多以干性、混合性、进展性为主。湿性坏疽以感染为主，红肿流脓，宜及时切开引流；干性坏疽宜保持干燥，待分界清楚，可祛除，如趾部坏疽，疼痛不显，无感染迹象，可令自行脱落；进展性坏疽多合并急性缺血，注意观察分界，不宜清创，稳定后多做截肢处理；混合性坏疽多为延及跖部以上的坏疽，多表现为趾部干性，色黯肿胀，疼痛持续不缓解，如有液化波动区可切口引流，如无明显波动感，可待周边皮肤分界明显，健处皮温尚可，即周边侧支循环建立时，沿坏死缘内清除坏死，开放后引流蚕食。

3）辨标本缓急：本病青壮年发病，以脾肾阳虚为本，初发者以补益脾肾为主；随着病情的发展，肢端失养，复感外邪，往往表现为热毒炽盛，应以治标为主，清热解毒祛邪为先；该病后期，往往表现为气血虚弱，则以扶正祛邪为宜。

5. 其他疗法

（1）西药治疗：给药的途径多为口服、静脉，部分为动脉直接注射。

1）血管扩张药：妥拉唑啉、罂粟碱、山莨菪碱（6-542）、丁咯地尔、前列地尔等；

2）抗凝、抗血小板、祛聚药：肝素、阿司匹林、双嘧达莫、低分子右旋糖酐等；

3）溶栓、降纤药：尿激酶、东菱克栓酶、蕲蛇酶等。

4）抗菌药与激素：一般多为合并坏疽感染时使用，另外病情处于急性进展期，短期应用激素具有一定疗效；

5）镇痛药：吲哚美辛、美洛昔康、盐酸布桂嗪、曲马多、高乌甲素、吗啡、盐酸哌替啶等。

6）支持治疗：营养不良、长期消耗，维持水电解质的平衡，补充热量、蛋白质，必要时输注血制品有助于病情的恢复与稳定。

（2）手术治疗：对于药物治疗效果不明显，有手术适应证而无禁忌证的患者，行手术治疗是积极的方法。

1）交感神经节切除术：可扩张血管，缓解动脉痉挛，促进侧支循环建立；

2）静脉动脉化及游离大网膜移植术：适用于远端闭塞没有流出道，无法施行血管重建，肢体缺血严重，小腿深静脉通畅无病变、腹部无手术史者；

3）动脉取栓术：适用于合并急性血栓形成的患者；

4）血管重建与介入术：适用于远端有流出道的患者，但对于 TAO 的患者，多为流出道病变，外科血管重建及介入治疗等适合的病例不多。

5）干细胞移植术：对于药物和手术治疗无效者，施行干细胞缺血肢体注射，有一定疗效；

6）截肢术：当肢体缺血坏死或伴严重感染达 3 级，应考虑截肢，截肢平面应尽量保证一期愈合。

【治疗难点与对策】

TAO 是小、中动脉非特异性炎症，具有周期性、节段性的特点，病因尚不清楚，病机也处于学说阶段，本病疼痛剧烈难忍，没有确切的治疗方法，不能根治，易反复，若不及时治疗或治疗不当，致残、致死率较高。因此，有效的止痛，预防与减少复发是目前中西医治疗领域的难点。

1. 如何有效止痛　脉管炎患者因患肢长期缺血，缺血性神经炎引起的剧痛在大脑皮层形成牢固的条件发射，使疼痛呈持续性，难以缓解。而局部坏疽感染、天气湿度和冷热变化、外伤异物刺激、情绪波动等不断加重脉络阻塞，使疼痛更加剧烈、顽固，非一般的止痛药能缓解。长时间的疼痛，使患者彻夜无眠、食不知味、体质下降，免疫功能下降，正气不足，气机不通更甚，坏死难去，宿邪难除，又可加重疼痛的程度，形成恶性循环，加之沉重的经济负担，使患者丧失信心，不少患者强烈要求截肢或拒绝治疗。

中医药在缓解疼痛上有独特的优势。解决疼痛的问题，首先要了解致痛的原因，按中医辨痛的寒、热、瘀、虚，审因论治，分清主次，对证用药可使脉络疏通，提高止痛效果，一味在具有止痛成分的中药中选药并不能有效止痛。另外，联合针刺、艾灸则可能收到更好的效果。

西医方面，疼痛分为血管痉挛性、缺血性疼痛、感染性疼痛、神经性疼痛。血管痉挛性疼痛表现为肢体突然疼痛，皮色苍白或发绀，皮温低，发作后症状减轻。可予罂粟碱、654－2 等静脉或动脉给药，配合普鲁卡因股动脉周围封闭。缺血性疼痛是本病的主要致痛原因，与其他性质的疼痛相兼存在，突然发作，进行性加重，考虑急性血栓形成，应积极溶栓、抗凝；逐渐加重者，慢性闭塞者，选用各种内外方法改善血运的同时，可以多种方法联合止痛，如止痛剂配合镇静剂；多种不同作用机制的止痛药联合交替使用，如非甾体镇痛药与中枢神经镇痛剂；多种给药途径止痛，如口服、塞肛、肌注、静脉给药、动脉注射、穴位封闭、神经阻滞压榨、硬膜外持续给药等。感染性疼痛者，局部红肿疼痛或有坏死渗出，应积极应用有效抗菌药，局部引流通畅，保持清洁。神经性疼痛多为疼痛间歇性发作，麻木、针刺样疼痛，皮肤感觉过敏，应用维生素 B 口服、肌注和穴位注射。急性活动期可配合激素冲击疗法，可使病情缓解，疼痛减轻。

2. 如何预防复发　本病是四肢血管周期性、节段性的发病，侵袭血管从末梢小、中动脉向上蔓延，加上本病的根本病因未明，很多患者反复发作，痛苦不堪。就目前研究来看，吸烟、寒冻、机械损伤、饮食失节等诸多因素均可诱发 TAO。吸烟可引起血管的变态反应，脉管炎患者 90% 以上有吸烟嗜好，持续吸烟使病情进展和恶化，戒烟后症状缓解；我国 TAO 多发生在寒冷地带，发病率北方远高于南方，而且大多数患者在寒冷季节发病或加重；机械外伤虽然单独诱发 TAO 的比例不高，但在其复发原因中却很常见，如挖抠趾甲、跌倒外伤、假肢磨压等；一些研究表明长期的营养不佳，食物中缺乏某种营养物质，尤其是维生素 B 缺乏，与 TAO 发病有关。另外，文献报道，生活贫困的地区发病率较高，而发病后营养摄入差的患者难于控制，容易复发。

因此，必须努力提高患者对 TAO 的认识，使他们了解疾病的发病、病程及预后，增强依从性，绝对戒烟，防寒保暖，保持足部清洁，谨防外伤，饮食营养全面，适当功能锻炼，树立信心，坚持治疗随访，这是巩固疗效和预防复发的关键措施。

三、研究方向

1. 止痛方法的研究 疼痛问题是目前的难点，治疗疼痛的药物与方法较多，但没有确切的手段，各种方法长期应用均有令患者或医生难以接受的问题。对于目前的止痛药物，我们应该做深入的观察研究，筛选出最好的给药途径与给药剂量；联合用药的具体搭配，使止痛效果最好，不良反应最少；不同的病情阶段、不同性质的疼痛，止痛方法各异；可进行脉管炎外用止痛贴剂的研究；尝试寻找肢体疼痛的主要传导点，高度选择地进行压榨、阻滞或截断。

2. 中西医结合的研究 单纯的西医治疗效果不够理想，而单纯的中医辨证治疗在疾病的某些阶段使用仍显得底气不足，中西医结合治疗是提高疗效的关键。目前的报道已经证明，中西医结合治疗 TAO，能使本病的好转率提高，截肢率明显下降。如何取长补短地采用中西医结合方式与方法，值得研究与探讨。如急性的缺血、高位的闭塞、严重的感染、不可逆的坏疽等采取西医的手段，能迅速改善肢体血流状态，控制感染，减少毒素吸收，快捷有效；而在预防复发、控制病情进展、消除血管炎症、促进侧支循环建立、减轻药物副作用、加速创面愈合等诸多方面，有着较大的优势；应该逐步探求，在本病某一阶段，采用两者有机结合的方式，能大大提高疗效。

3. 病因病机的研究 由于本病的发病率逐年下降，研究的文献也在减少，尤其是病因病机等基础的研究越来越少。目前病因病机尚未清楚，中西医治疗多是"头痛医头"的对症治疗，难以取得根本的疗效。虽然研究证明 TAO 是一种以某些遗传因素为基础的自身免疫性疾病，而感染、血管活性物质、激素神经调节障碍又相互关联，加速了疾病的发生。但一些细节的根本致病物质并未找到，就极大地阻碍了本病的根治。任何疾病在治疗上的重大突破，永远离不开基础的研究，我们应该对此加大研究的力度，科研主管部门也应给予更大的支持。

第二章
动脉硬化性闭塞症

动脉硬化性闭塞症（arteriosclerosis obliterans，ASO）是一种常见的周围血管疾病，是一种全身性动脉粥样硬化在肢体局部的表现，其病变为大、中动脉管壁粥样斑块形成并扩展以及继发血栓导致动脉狭窄、闭塞，使肢体出现急性或慢性缺血表现，如肢体发凉、麻木、间歇性跛行、疼痛、动脉搏动减弱或消失、肢体营养障碍，甚至末端发生溃疡及坏疽，属于中医学的"脱疽""脱骨疽"范畴。本病多见于45岁以上的中老年人，年龄越大，发病率越高，男性多于女性，随着人们生活水平的提高，饮食习惯和结构的变化，老龄化社会的到来，以及无创血管检查技术的普遍应用，该病的发病率不断提高，发病年龄也有所提前，常并发冠心病、高血压、脑血管病、糖尿病等多种内科疾病，此病早期症状不明显，容易忽视，待到晚期，不易治愈，致残、致死率较高，严重影响患者的生存与生活质量。对动脉硬化性闭塞症的预防与治疗已成为医学界的重点与难点。

一、中医研究现状

【古文献研究】

中医学无动脉硬化性闭塞症的病名，查阅古文献，与 ASO 有关的记述散见于"脱疽""脱骨疽"等章节。

《内经》载有对脱疽后期腐烂、坏死、发黑的症状特点，以及预后判断、治疗方法的描述。《素问·生气通天论》谓："膏粱之变，足生大疔"；《素问·举痛论》曰："寒气入经而稽迟，泣而不行，客于脉外则血少，客于脉中则气不通，故卒然而痛。"《灵枢·营卫生会》篇认为："老者之气血衰，其肌肉枯，气道涩。"《灵枢·经脉》曰："手少阴气绝则脉不通，脉不通则血不流。"这些论述在一定程度上概括出了本病的病因病机。

晋代皇甫谧的《针灸甲乙经》、南北朝龚庆宣的《刘涓子鬼遗方》、隋代巢元方的《诸病源候论》、唐代孙思邈的《千金翼方》对本病均有论述。

宋元时期的外科专著如《外科精要》《卫生宝书》《外科精义》及一些大型方书中均未提及"脱疽"病名，但其症状散见在其他病名中。如陈自明的《外科精要·卷下·拾遗》中载："治手足甲疽，或因修甲伤肉，或因损足成疮，溃烂上脚，用绿矾置铁板上煅沸，色赤如溶金色者为真，沸定取出，研末，以盐汤洗搽之。"后世认为此症即为脱疽，本书提出了外伤是诱发脱疽的病因。

明代医家在前人经验的基础上，不断丰富治疗方法，尤其是手术外治方面更为合理。如申斗垣的《外科启玄》、王肯堂《证治准绳》、薛己的《外科枢要》、陈实功的《外科正宗》均有相关本病的记载。

清代，祁坤的《外科大成》、王洪绪在《外科证治全生集》、高秉钧的《疡科心得集》、陈士铎的《外科秘录》对本病的认识更进一步。鲍相敖

《验方新编》收录了数个治疗脱疽的验方，其中包括沿用至今的四妙勇安汤。《医宗金鉴》也载有脱疽的内外用药。何廉臣《增订通俗伤寒论·脱脚伤寒》按语："有仅脱足趾者，初起色白麻痛或不痛者，名脱疽。初起色赤肿痛，如汤泼火烧者，名敦痈。法当内外兼治，辨证内服人防风汤、消跃汤、驱毒保脱汤等方，外用蟾蜍皮、清凉渗湿膏。"对历代医家有关脱疽认识进行总结论述则是顾世澄的《疡医大全》。

中医学对本病的认识经历了不断深化和发展的过程，虽然各家说法不尽一致，但在病因病机、诊断、治疗上不断有发现、创新，尤其是明清以来的著作，更加全面系统，一些治疗方法仍为现代临床所常用，为治疗肢体动脉缺血性疾病积累了宝贵的临床经验，值得我们进一步挖掘。

【中医治疗现状】

ASO 的中医治疗主要有以中医理论指导的辨证内治、中医专方专药的治疗、中药成药、提取物及合成物的临床治疗等。详述如下。

1. 辨证内治　以国内各地知名脉管病专家多年来治疗的体会为主。尚德俊（山东）将本病分五型，治疗重视活血化瘀：①阴寒型：法用温经散寒、活血化瘀，方用阳和汤、当归四逆汤、黄芪桂枝五物汤加减；②血瘀型：治以活血化瘀，内服丹参通脉汤加减；③湿热型：治宜清热利湿、活血化瘀，方用四妙勇安汤加味；④热毒炽盛型：治则为清热解毒、活血化瘀，方拟四妙活血汤、清营解毒汤加减；⑤脾肾阳虚型：治法为补肾健脾、活血化瘀，方用补肾活血汤兼服金匮肾气丸；此外，他还将中医各型与西医分期相对应。陈淑长（北京）重视早期治疗，强调防治结合，将本病分为四型：①脉络寒凝证：治则温经益气、活血通络，方用阳和汤加减；②脉络血瘀证：治以益气活血、化瘀止痛，方用桃红四物汤加减；③脉络瘀热证：治宜养阴清热、活血化瘀，方用顾步汤加减；④脉络热毒证：治以养阴清热、活血解毒，方用四妙勇安汤加减。奚九一（上海）以痰瘀学说论治 ASO，强调"因邪致瘀，祛邪为先"的中医辨治原则，以中医药分期论治，将本病分为两期：①急性期：多为痰湿阻络证，治以清化痰湿，软坚通脉为主，重在祛除病邪；②慢性稳定期：多为气虚血瘀证，治以益气补肾，软坚通脉法为主，重在补益扶正。崔公让（河南）提倡发展中医理论，注重中西医学的融合深入与提高，其结合自己临床体会，将本病分为四型：①寒湿阻络型：轻型温经散寒、活血通络，方用通脉活血汤加减；重型加以补气养血、培补元气，采用补阳还五汤加减；②血脉瘀阻型：治以活血化瘀通络，方亦用通脉活血汤加减；③毒热炽盛型：清热凉血解毒或清热利湿解毒，方用四妙勇安汤加减；④气血两虚型：治宜调和营卫、补气养血、活血化瘀，方用人参养荣汤或十全大补汤或八珍汤或顾步汤加减。蔡炳勤（广东）将此病分四型：①肾虚湿痹型：治以温肾化湿、宣痹通络，方用独活寄生汤加减；②痰瘀阻络型：以活血通脉、兼化痰瘀，方用通瘀化痰汤；③瘀热伤阴型：治以清热解毒、益气养阴，方用加味顾步汤；④肝肾亏虚型：治以滋养肝肾兼补气血，方用加味六味汤。王景春（辽宁）亦将 ASO 分四型：①脉络虚寒型：治宜补气温经散寒，药用附子理中汤加黄芪、红花、丹参、牛膝、地龙；②脉络瘀血型：治以活血化瘀通络，药用当归、赤芍、红花、丹参、牛膝、地龙、桃仁；③脉络热毒型：治宜滋阴清热，活血解毒，治以四妙勇安汤加全蝎、蜈蚣；④脉络气血虚型：治宜补气活血通络，药用黄芪、当归、党参、白术、丹参、牛膝、地龙。唐汉钧（上海）分三型辨治动脉硬化闭塞症坏疽期：①痰浊瘀阻型：化痰散瘀，活血清络；②热盛伤阴型：养阴清热，活血清络；③气阴两亏型：益气养阴，祛痰通络。

2. 辨证外治　中医外治法历史悠久，方法繁多，外治法与内治法结合可以提高疗效、缩短疗程，对 ASO 的外治应用较多的主要有熏洗、坏疽的处理及疮面外用中药两方面。

（1）熏洗疗法：20 世纪 80 年代裴玉昆较早地报道了应用脱疽汤熏洗治疗早期 ASO 患者，并强调中西医结合。近年来李浩杰等应用中药熏洗为主治疗肢体动脉硬化闭塞症 81 例，临床治愈 10 例，有效 67 例，无效 4 例，治愈率为 12.35%，总有效率为 95.06%；对肢体缺血症状、体征改善明显，Ⅰ期有效率 97.22%，Ⅱ期有效率 95%，Ⅲ期有效率 80%，早期治疗和本病的预后有关。本治疗方法临床症状改善率高，但治愈率低（12.35%）。说明熏洗疗法的局限性，有关外洗疗法对人体组织内环境的影响尚不明确，有待进一步的研究观察。

（2）坏疽的处理与疮面外用中药：将坏疽亦分为干性与湿性，对坏疽的处理有了一定的认识，提出在全身状态好转、肢体血运改善、坏死局限稳定时予以清除；常用有"鲸吞"与"蚕食"；疮面的外用药方面，各家均有不同配方的丸、散、膏、丹，总则为祛腐生肌。吕延伟等应用一效膏配合中西医结合治疗动脉硬化坏疽81例，痊愈41例，占50.6%，好转33例，占40.8%，无效7例，占8.7%，总有效率91.3%；对于缺血较重的疮面，应选用无刺激或刺激较小的外用药，崔公让提出应用以乳剂为基质所配的膏体更适合于这类疮面，它具有 pH 值近中性、亲水、柔软润滑、不易过敏等优点，临床效果较好。另外，外治尚包括针灸疗法、药物穴位注射、负压疗法等，但报道较少。

3. 专方治疗 近年来，关于中药专方治疗 ASO 的经验性报道日渐增多，为治疗动脉硬化新药的开发奠定了基础。侯玉芬等采用益气活血之脉荣合剂治疗 ASO 100 例，并设通塞脉片对照组 30 例。结果：治疗组治愈率为56%，全部有效；脉荣合剂治疗组明显优于通塞脉片对照组，并证实具有降脂、改善血流变学等作用。李念虎等应用解毒活血汤治疗 74 例动脉硬化闭塞症，临床治愈 42 例，占 56.76%；显效 25 例，占 37.78%；进步 7 例，占 9.46%。郑光儒用软坚通脉合剂汤剂口服，治疗肢体动脉硬化闭塞症 Ⅰ、Ⅱ 及 Ⅲ 期一级坏死患者 92 例，并与通塞脉片口服对照，软坚通脉合剂治疗组临床治愈率60.87%，全部有效，除个别患者在初服药后有轻度腹泻外，未见其他不良反应，实验室检查肝肾功能正常，与对照组比较有显著性差异；并得出软坚通脉合剂具有扩张血管、建立侧支循环、改善血运的作用。李令根等应用康脉胶囊口服，治疗 Ⅰ 期动脉硬化闭塞症 92 例，临床治愈 61例，占 66.30%；显著有效 21 例，占 22.83%；进步 10 例，占 10.87%；总有效率100%。并得出其可以改善血液流变学检查中红细胞系统以及红细胞免疫状态。李安举等报道通塞活络片治疗动脉硬化性闭塞症 100 例，并与另

50 例口服维脑路通片对照，两组均用常规治疗：降血脂，抗感染，低分子右旋糖酐、丹参注射液静脉点滴，改善肢体供血情况并配合清创术。2 个月后统计疗效通塞活络片组治愈 63 例，显效 15 例，有效 8 例，无效 14 例，总有效率为 86%。维脑路通片组治愈 18 例，显效 7 例，有效 9 例，无效 16 例，总有效率为 68%。两者疗效比较有差异。李素琴报道溶栓丸治疗动脉硬化闭塞症 410 例。若疼痛剧烈，彻夜难眠者，加服止痛镇静药物：若趾端坏死继发感染者，用清热解毒之五黄液浸液外敷；若伴有高血压、冠心病、糖尿病者，加服其常规治疗用药。结果：治愈 246 例，好转 121 例，未愈 43 例，有效率为 89.5%。近年第一个治疗血瘀型动脉硬化性闭塞症的口服胶囊——八味舒脉胶囊已进入Ⅲ期临床，我们观察疗效较好。

4. 中药成药、提取物及合成制剂　目前国内医院临床应用较多，品种繁杂，主要有口服与注射剂两种。孙克平等报道通塞脉片对 60 例早期动脉硬化闭塞症的临床观察，符合中医脾肾气虚、血瘀阻络证者，大部分患者症状有所好转，经评分判定疗效，总有效率为 74.8%。血清总胆固醇（TC）、甘油三酯（TG）有所下降，血流变有改善。王伟等报道脉络宁口服液 100 例与注射液 30 例治疗动脉硬化性闭塞症的疗效对比观察，两组均取得良好的疗效，试验组显效率为 27%，有效率为 64%，总有效率达 91%；对照组显效率为 36.7%，有效率为 50%，总有效率为 86.7%；两组间比较没有统计学差异（$P > 0.05$）。脉络宁口服液和脉络宁注射液对甲襞微循环均有显著改善作用（$P < 0.001$），并且可以降低血沉、改善微循环。他得出脉络宁注射液起效快，特别适用于病情较重的急症病例；脉络宁口服液使用方便，适合于院外治疗。原焕勇等报道脉络宁股动脉注射（100 例）与本院内制剂溶栓丸治疗（50 例）动脉硬化闭塞症临床观察。两组均用常规中西药物治疗，对照组 50 例中，临床治愈 25 例（占 50%），显效 24 例，无效 1 例，总有效率为 98%。治疗组 100 例中，临床治愈 63 例（占 63%），显效 35 例，无效 1 例，总有效率为 99%。治疗组临床治愈率明显优于对照组（$P < 0.05$），且较对照组治疗时间平均缩短 20 天。吴文元观察川芎嗪注射液对周围动脉粥样硬化闭塞症的疗效，56 例患者中，31 例为川芎嗪治疗

组，对照组 25 例用前列腺素 EI（PGE1）、维脑路通、低分子右旋糖酐、双氯灭痛（双氯芬酸钠肠溶片）、潘生丁（双嘧达莫）、烟酸、阿司匹林等治疗（剂量、用法未提）。结果显示：治疗组治愈率为 41.94%，总有效率为 93.55%，对照组治愈率为 20.00%，总有效率为 72.00%，治疗组治愈率、总有效率均明显高于对照组（$P < 0.01$）。两组 ET-1、NO 指标有明显恢复（$P < 0.01$），治疗组较对照组更明显（$P < 0.05$）。王同复报道川芎嗪离子导入组 20 例与西药对照组 18 例（维脑路通 2.0g 和低分子右旋糖酐 250ml 静点）治疗动脉硬化闭塞症进行疗效对比观察，对照组临床治愈 5 例（27.7%），显效 7 例（38.8%），有效 3 例（16.6%），无效 3 例（16.6%）；治疗组临床治愈 9 例（45%），显效 8 例（40%），有效 1 例（5%），无效 2 例（10%），治疗组疗效明显优于对照组。王丙龙报道将疏血通注射液组 100 例与脉络宁注射液组 40 例治疗下肢动脉硬化闭塞症进行对照研究。治疗组总有效率达 95%，明显高于对照组的 85%（$P < 0.05$）。治疗组治疗前后血液流变学指标及纤维蛋白原定量对比 $P < 0.01$，对照组治疗前后对比 $P < 0.05$。他得出结论：疏血通有扩张外周血管、降低外周血管张力、增加肢体血流量、改善肢体血液循环的作用，有降低血液黏度、抑制血栓形成、抗血小扳聚集的作用。王丙龙报道血栓通注射液治疗下肢闭塞性动脉硬化症 58 例，肢端坏疽者配合应用抗生素，局部常规清创、换药。结果本组 58 例患者，临床治愈 20 例，显效 24 例，进步 10 例，无效 4 例，总有效率 92.9%。

【中医治疗现状评价】

从文献报道及全国各级学会交流的情况来看，中医药对动脉硬化性闭塞症的治疗上取得了肯定的疗效。内治法方面，虽然各家辨证分型尚未统一，但观其治法均认为此病发生乃机体阳虚或寒湿之邪外侵，致血瘀痰凝、阻塞脉络、瘀久化热、热盛肉腐，腐后伤及气血阴阳的病变过程，"因虚（邪）致瘀，因瘀致热，因热致虚，因虚不复"是对其病机的概括，早期扶阳温经散寒、祛外邪，中期活血化痰、祛瘀通经络，化热则清热利湿、解毒防蔓延，后期应补益气血阴阳助恢复的治疗原则已为业内学者所认可。

外治法方面，传统中药的外敷与恰当的清创疗效确切，熏洗等其他外治疗法有待于进一步研究。各家虽均有自制的丸、散、膏、丹，但多为院内制剂，对于含汞、砷等有毒外用药的限制，使很多应用多年的有效药物退出了临床，这一特色的继承与发展受到一定的阻碍。单方、专方的研究逐渐走上了正轨，从粗糙的科研设计到今天的新药研究，药物安全性与有效性的可信度大大提高。对于注射类药物报道较多，且尝试了不同的给药方法，对 ASO 疗效均有不同程度的提高。但是它们多非 ASO 专用药物，临床观察多数有西药基础及常规治疗配合，病例选择多是诊为此病即入，少有分期单独治疗，特别是罕有中医辨证分型的治疗对比观察，部分对照组用药方案不规范，不良反应研究不够深入，缺乏大样本的可重复研究，对疗效好与差的原因未作客观分析，各报道一般均未提及随访。另外，值得重视的是，目前中医药治疗还只是综合治疗的一个环节，其优势尚未完全发挥，虽然不少学者对于中医药治疗动脉硬化闭塞性疾病的研究似乎已经达到了分子基因水平，但大多停留在实验阶段，对于单独应用中医药治疗大多信心不足，而中医药对于本病的预防研究更少。

二、中医诊疗策略

【病因病机】

动脉硬化性闭塞症属中医学"脉痹""脱疽"等范畴，多由脏腑功能失调、饮食不节、情志内伤、外感寒湿之邪致血瘀痰凝、阻塞脉络，后期郁久化热，热盛肉腐，腐后伤及气血阴阳的病变过程，"因虚（邪）致瘀，因瘀致热，因热致虚，因虚不复"是对其病机的概括。人到中老年，元气不足，脏腑功能衰退，加之外邪、思虑、膏粱、烟浊伤之，易生痰瘀，而无力运化，阻滞脉道，肢体失于温煦、濡养而出现发凉、麻木、跛行、疼痛，甚至溃疡、坏疽的表现。从中可以看出，邪（外感、内伤）、瘀（痰浊、瘀血）、虚（正气衰弱）是本病发生的关键环节，而"虚为本，邪是标，瘀是变，损是果"已被各家所认可。

【诊断】

1. 临床表现 动脉硬化性闭塞症以中年以上男性发病者居多，多在 50～70 岁发病。根据患者症状的轻重程度，大致可将临床表现分为四个时期（Fontaine 分期）：

第一期：为轻微主诉期。感到患肢稍冷，或轻度麻木，活动后易感疲乏，有时足癣感染不易控制。患者虽然有动脉硬化闭塞，但侧支循环建立比较丰富，基本能满足患肢血供。

第二期：为间歇性跛行期。这是机体动脉供血不足的特征性症状，表现为肌肉疼痛，痉挛及疲乏无力，须停止活动或行走，休息后缓解。患者行走的距离一般可判断动脉硬化闭塞的程度及侧支循环建立是否丰富。有些患者的症状可不发展，甚至随着侧支循环逐渐建立，症状可缓解。但有些患者的症状持续发展，影响生活及工作。

第三期：为静息痛期。严重动脉病变和侧支循环血管形成很不足，使患肢在休息时也感到疼痛、麻木和感觉异常，一般在患肢末端，通常不呈特殊的神经分布区。患者卧位时，因流体动力学关系使动脉压力降低。缺血症状严重，夜间疼痛更剧烈，常抱足而坐，彻夜不眠。皮肤干燥、毛发稀疏脱落及趾甲粗糙，皮下组织可发生非细菌性炎症。

第四期：为组织坏死期。肢端溃疡或坏死。患肢的足部或腿部显示肤色苍白，皮温显著降低，皮肤感觉迟钝。如合并有糖尿病，则足趾及小腿坏死机会增多，易合并感染，产生湿性坏疽，毒素吸收，甚至出现全身中毒症状。

根据肢体坏疽的轻重和范围，坏死期又可分为 3 级：

1 级坏死：坏疽局限于趾部。

2 级坏死：坏疽扩延至趾跖关节。

3 级坏死：坏疽扩延至足背部近踝关节或踝关节以上。

2. 辅助检查　除一般的血常规、凝血指标、血脂、血糖、血流变等常规检测外，为进一步了解病变的部位和程度，有必要做一些特殊的检查，如数字减影血管造影术（DSA）、血流图、踝肱比值、节段性动脉测压、彩色多普勒超声、磁共振血管造影（MRA）、计算机断层血管造影（CTA）等。

（1）数字减影动脉造影（DSA）：DSA 是金标准，至今对于几乎所有患者来说标准的数字减影动脉造影（DSA）是最精确的检查方法。然而，动脉造影是一种介入性检查方法，随着磁共振动脉造影（MRA）等技术的应用，往往患者预计须要行手术或经皮介入时，才考虑是否需要行 DSA 检查。虽然目前非离子型等高级造影剂得到应用，如优维显（碘普罗胺注射液）等，但动脉造影对于肾功能不全的患者应用还是受限制的。

（2）多普勒超声血流检查：在无创伤性血管检查中，多普勒节段测压和波形描记以及踝肱指数（ABI）测量是一种判定下肢缺血及其严重性的常用方法。此法在北美虽然比在欧洲得到更广泛的使用，但在我们国内也未得到普遍应用。通常，ABI 大于 1.0，该指数的降低与缺血程度呈相对应关系。相邻或左右对称两个部位之间的压力差大于 30 mmHg 或更多显示了这两个平面之间的动脉闭塞。对于一些轻度动脉狭窄患者 ABI 可能正常，但踏板运动试验可出现阳性结果。但需注意糖尿病或者肾衰竭患者和少数患者可出现下肢假性高压，也可引起 ABI 错误的升高，应加以注意区别判定缺血情况。多普勒超声血流检查是一种无创、简单易行的血管检查方法，是唯一评价下肢缺血程度的有量化指标的一种检查。

（3）彩色多普勒超声：在国内外已较广泛用于动脉检查，检查方法简便易行，能较好地显示局部的动脉病变如管腔形态、硬化斑块、血流状态等。目前还有连续扫描的超声血管造影以显示整个动脉的走行和病变，彩色多普勒超声是术后随访监测移植血管的常用的检查方法。

（4）磁共振血管造影（MRA）：正逐渐用于下肢动脉硬化闭塞症患者，磁共振血管成像技术近年来日益更新，发展迅速。与动脉造影相比，有报道外周动脉的诊断敏感性和特异性可达 96.7% 和 95.8% 。在下肢动脉中，3 - DGdMRA 和 2 - DMRA 的诊断敏感性和特异性分别为 94% 和 90% 。应注意的是，动脉中到重度狭窄的程度可影响诊断，MRA 常常会过高的而不是过低得显示较严重的动脉狭窄，对于狭窄 50% ~ 70% 和大于 70% 的诊断的敏感性和特异性及精确性为分别为 84% 、60% 、70% ，尤其在髂动脉和小腿动脉的特异性仅有 58% 和 50% 。所以，对小腿较小直径的动脉和髂动脉的 MRA 有时会过重的显示病情。在无损伤性检查中，MRA 的特殊性和敏感性正接近标准动脉造影的精确性而且 MRA 还可用于慢性肾功能不全患者。随着将来在硬件和软件技术上的改善，磁共振血流成像很可能会取代常规的诊断性动脉造影。但其检查费用昂贵使其无法得到广泛应用。

（5）计算机断层血管造影（CTA）：自 20 世纪 90 年代开始应用于血管检查，并随着技术的发展，出现螺旋 CTA，并发展至 4、8、16、64 层 CTA，快速多层的扫描可使得下肢动脉获得高分辨率的血管成像。与 DSA 相比，多层 CTA 对从腹主动脉至下肢的动脉疾病诊断的敏感性和特异性可分别达 93% 和 95% ，阳性和阴性预测率分别为 90% 和 97% 。总体诊断的准确性为

94%。目前的多层 CTA 能在 1 分钟内 1 次扫描完成腹主动脉和下肢动脉。对于细小的足背和胫动脉也可能有较好的显示。而且随着技术的提高，CTA 的分辨率将会越来越高，但也有一些技术难点需要进一步克服，如动脉严重钙化的影响，对于较小的腿部和足背动脉的血管重建仍较困难，造影剂的肾毒性。将来随着图像软件的升级，血管的三维成像会更清晰，在临床上应用更广泛。

附：

1999 年 10 月，全国第五届中西医结合治疗周围血管疾病学术会议（青岛）讨论修订的动脉硬化性闭塞症统一诊断标准及本病阻塞类型（王嘉桔，1994）：

1. 男女之比为 8.5∶1.5，发病年龄大多在 40 岁以上。

2. 有慢性肢体动脉缺血表现，如麻木、怕冷（或灼热）、间歇性跛行、瘀血、营养障碍，甚至发生溃疡或坏疽；常四肢发病，以下肢为重，有 20%～25% 发生急性动脉栓塞或动脉血栓形成。

3. 患肢近心端多有收缩期血管杂音。

4. 各种检查证明（如超声、CTA、MRA 等），有肢体动脉狭窄、闭塞性改变，下肢腘 - 股动脉以上病变为多见（常累及肢体大中动脉）。

5. 常伴有高血压病、冠心病、高脂血症、糖尿病、脑血管病变和眼底动脉硬化等疾病。

6. 排除血栓闭塞性脉管炎、大动脉炎、雷诺病、冷损伤血管病等其他肢体缺血性疾病。

7. 动脉造影见：①下肢动脉病变，腘 - 股动脉以上病变占 60% 以上；②动脉多为节段性闭塞，闭塞段之间的动脉和近心端动脉多呈迂曲、狭窄，因粥样斑块沉积，动脉呈虫蚀样缺损；③由于广泛肢体动脉硬化，侧支血管很少，而肠系膜下动脉、骶中动脉、髂内动脉和股深动脉等主要分支动脉就成为侧支血管，可发生迂曲、狭窄、闭塞。

8. X 线平片检查，主动脉弓、腹主动脉和下肢动脉有钙化阴影。

临床上还应注意动脉硬化性闭塞症的阻塞类型，王嘉桔（1984 年）将本病阻塞类型分为 3 种：

1. 慢性阻塞，肢体缺血症状逐渐出现和加重。

2. 在慢性阻塞和动脉高位狭窄的基础上又有新的血栓形成，致使慢性缺血的肢体突然出现急性缺血症状和发生坏疽。

3. 急性阻塞，患者过去从无肢体缺血症状表现，在动脉粥样斑块上形成急性血栓，发生急性栓塞，致使肢体突然发生广泛严重的缺血和坏疽。

以上临床类型第一种比较多见，由于病程缓慢进行，可以有较充分的侧支循环建立以代偿，因此，肢体缺血程度多较轻微，并常维持很长时间不致加重，发生坏死亦比较局限。第二和第三两种类型，因为是在动脉粥样硬化病变的基础上，又突然发生急性动脉血栓形成，造成急性严重缺血，来不及建立有效的侧支循环，故病情十分严重，是截肢和死亡的主要原因，临床上应当特别重视和积极进行治疗。

【鉴别诊断】

1. **血栓闭塞性脉管炎** 本病多发生于 40 岁以下的青壮年男性，女性患者罕见。可有明显的受寒凉、潮湿、损伤、吸烟史。其病变多侵犯四肢的小、中动脉，临床症状以疼痛更为明显，较早可出现皮色、皮温及组织营养障碍改变以及足背动脉搏动减弱或消失。还有 20% ~40% 的患者并发小腿血栓性浅静脉炎，后期发生的溃疡与坏疽多局限于指（趾）部。心电图、血脂、血糖正常，胸片、眼底无动脉硬化改变。

2. **多发性大动脉炎** 多见于青年女性，是一种进行缓慢的血管炎症疾患，主要侵犯主动脉及分支。可出现单侧或双侧的肢体症状，相应的动脉搏动减弱或消失；在上肢常见桡动脉搏动消失，血压降低或测不到；在下肢可有发凉，间歇性跛行；但主要是肢体酸软无力，疼痛较轻或无疼痛，皮色改变也不明显。在活动期伴有记忆力减退、头痛、眩晕、低热、出汗、贫血、关节病等症状；化验检查血沉加快，颈部、胸腹主动脉部可听到血管杂音。

3. 急性动脉栓塞　本病常见于有严重心血管疾病者，如风湿性心脏病、冠心病、心房纤颤等。血栓多来自左心室，因急性血栓阻塞，可使患肢突然发生剧烈疼痛、冷、苍白、感觉障碍、活动受限，患肢出现散在的青紫斑块；栓塞平面以下动脉搏动消失，肢体出现坏疽，范围比较广泛，可累及小腿及踝部，预后不良。

4. 糖尿病坏疽　本病患者多为中、老年人，有糖尿病史，以湿性坏疽为多，发展迅速，预后不良，化验检查尿糖阳性，血糖增高。

5. 冻伤性血管病　有明显的受冻史，患肢末梢出现红斑、水疱，甚至坏死，无年龄特点，无慢性缺血的表现。

【辨证分型】

1. 寒湿阻络证　患趾喜暖怕冷，麻木，酸胀疼痛，多走则疼痛加剧，稍歇痛减，皮肤苍白，触之发凉，跌阳脉搏动减弱；舌淡，苔白腻，脉沉细。

2. 血脉瘀阻证　患趾酸胀疼痛加重，夜难入寐，步履艰难，患趾皮色黯红或紫黯，下垂更甚，皮肤发凉干燥，肌肉萎缩，跌阳脉搏动消失；舌黯红或有瘀斑，苔薄白，脉弦涩。

3. 湿热毒盛证　患肢剧痛，日轻夜重，局部肿胀，皮肤紫黯，浸淫蔓延，溃破腐烂，肉色不鲜；身热口干，便秘溲赤；舌红，苔黄腻，脉弦数。

4. 热毒伤阴证　皮肤干燥，汗毛脱落，趾（指）甲增厚变形，肌肉萎缩，趾（指）呈干性坏疽；口干欲饮，便秘溲赤；舌红，苔黄，脉弦细数。

5. 气阴两虚证　病程日久，坏死组织脱落后疮面久不愈合，肉芽黯红或淡而不鲜；倦怠乏力，口渴不欲饮，面色无华，形体消瘦，五心烦热；舌淡尖红，少苔，脉细无力。

【辨证诊疗思路与方案】

1. 病情分析与确定治疗目标　诊断的正确即辨病的精准是治疗前的第

一步，作为专科的医生还要进一步完善检查，更详细了解患者的病情，如患者的肢体处于哪个分期，是营养障碍期还是坏疽期，处于坏疽的哪一级，具体病变的部位和程度，目前是否存在急性缺血的症状，患者的全身情况如何，是否有手术或介入等其他治疗的适应证，能否耐受麻醉及手术；中医方面力求辨证切合病机，如患者为血脉瘀阻证，要明确什么原因导致血瘀，是寒凝还是心阳不足，注重审因论治；要分辨标本缓急，一般血瘀、湿热为急，寒湿、伤阴为缓，急者治其标，祛邪为主，缓者治其本，扶正为要。对于创面，要分辨是进展期还是稳定期，这对清创至关重要。只有认真辨病与辨证才能取得好的疗效。

分析病情后，必然了解了患者最痛苦及最想解决的是什么。这就需要制定治疗目标，它不但是选择治疗方案的依据，也是判断治疗有效与否的标准。如了解目前患者最痛苦的是跛行，是疼痛，还是坏疽，就应积极制定相应治疗目标，利用一切可利用的手段改善麻凉症状、延长跛行距离、减轻静息痛、防止坏疽蔓延、促进创面愈合及防止并发症的发生。

2. 选择治疗方案的依据与影响治疗效果的因素　原则上讲，是根据患者的病情及制定的治疗目标选择最佳的治疗方案，但这往往受很多因素的限制。如医院科室的设备技术情况，医生的业务水平情况，如不能开展的手术技术；患者的意愿及经济负担能力，如虽坏疽严重而极力要求保守治疗，或虽有手术介入机会，但面对昂贵的费用不得不选择截肢；另外，患者治疗后的生活质量问题，能否有一个相对高质量的生活，医生亦当关心。

此外，我们应事先分析可能影响预后的因素，或出现不佳转归时，我们应分析原因，或避免发生，或为了以后提高疗效。每个患者的病情、体质、并发症、教育背景、家庭经济状况等诸多不同，导致同一分期分型，同一治疗方案，转归可能各异。这里存在疾病发展的必然，但亦要发现其中的偶然。是方案目标制定不合理，还是基础疾病没控制好；是患者及家属配合不佳，还是医师心理引导与暗示不健康，都应该认真思考。

3. 一般治疗

（1）绝对戒烟：目前已经证实吸烟可加重本病，戒烟不仅有利于治疗，还可以减少复发。

（2）调理饮食：长期的高脂饮食是本病发生的重要因素。急性期饮食宜清淡，忌辛辣、燥热之品。缓解期适当进补，但忌食发物。寒凝血瘀应选山楂、生姜等；瘀血化热或热毒可选绿豆、薏苡仁、梨等。

（3）注重防护：恰当的防护十分重要。要避免感受寒湿，冬天注意保暖。避免外伤，鞋需适宜，修剪趾甲要小心；泡脚、理疗要注意防止烫伤，严重缺血不宜热疗。

（4）适当锻炼：适度的活动如散步、骑车、肢体位置锻炼等，有助于改善血管舒缩功能，适用于寒湿及血瘀证患者。

（5）精神调护：本病病程较长，患者长期处于疼痛的折磨之中，同时担心丧失肢体致残，精神负担较重，自卑、失望、烦躁经常困扰患者。应注意以积极的态度引导患者树立信心，配合治疗。

4. 辨证治疗

（1）内治法

1）寒湿阻络证

治则：温阳散寒，活血通络。

方药：阳和汤加减。

加减：阳虚重加制附子、干姜；病在上肢加桂枝，下肢加牛膝；疼痛重者加元胡；苔白腻者加半夏、茯苓。阳气虚者可与参附注射液静滴，血瘀者可与三七、川芎、丹参等活血类的提取制剂静滴。

2）血脉瘀阻证

治则：活血化瘀，通络止痛。

方药：桃红四物汤加减。

加减：瘀重加全蝎、水蛭；腿抽筋者加白芍、甘草。血瘀重者可与活血破瘀的虫类药提取制剂静滴，口服抗栓胶囊、血竭胶囊等。

3）湿热毒盛证

治则：清热利湿，化瘀通络。

方药：四妙勇安汤加减。

加减：肢体肿胀、渗出多者加泽泻、薏苡仁、车前子；热毒盛加蒲公英、紫花地丁；壮热烦渴者加生石膏、天花粉。脉络宁注射液静滴，高热神昏者可滴醒脑静，口服黄柏胶囊等。

4）热毒伤阴证

治则：清热解毒，养阴活血。

方药：顾步汤加减。

加减：便秘者加大黄、栝楼；低热不退者加柴胡、青蒿；边界不清加穿山甲、金银花。清开灵注射液静滴，可与通塞脉片口服。

5）气阴两虚证

治则：益气养阴。

方药：黄芪鳖甲汤加减。

加减：血虚者加四物汤，余毒未清加金银花、蒲公英。生脉或参脉注射液静滴。

（2）外治法

1）未溃者：可用红灵酒少许揉擦患肢足背、小腿，每次 10 分钟，每日 2 次；可选用冲和膏、红灵丹油膏外敷；亦可辨证应用温经散寒、活血通络的中药煎汤熏洗，水温 40°左右，每日 1 次，每次 20 分钟；患处红肿热痛者，可外敷金黄膏、芙蓉膏等箍围消肿类油膏；组织液化、坏死成脓者应及时切开引流。

2）已溃者：疮周红肿，外用箍围消肿油膏，如金黄膏，肿消后应用祛腐生肌药油膏；渗出多应用解毒利湿的中药煎汤湿敷；创面干枯无脓，外用膏药以"煨脓长肉"，根据疮面脓腐的情况酌情选加掺药，以软化坏死，使腐肉易脱；腐肉较多，亦可逐渐分批蚕食，疏松的先除，牢固的后除，软组织先除，腐骨后除，死骨应修平或去除，使其低于周边组织约 0.5cm，便于组织上皮覆盖；干性坏疽宜保持干燥；彻底的清创术必须待炎症完全消退。

（3）辨证注意点及对策

1）辨证要细，能识转化：我们应从主要的症状入手，判断病情的阶段、缓急，判断目前的转化及预后。如：

a. 辨疼痛。疼痛是本病最显著的症状。疼痛遇寒加重，得热减轻，为寒湿阻络；遇热痛甚，得冷痛缓，为瘀血化热，热灼致瘀；间歇性跛行，为血脉瘀滞；静息痛，既是脉道完全阻塞，又是热毒炽盛的表现。

b. 辨皮温。患肢发凉，怕冷，为阳气不足或寒凝血瘀；皮肤灼热，喜凉，恶热，为瘀久化热；若汤泼火燎，提示热毒炽盛。

c. 辨皮色。肤色苍白，抬高时尤为明显，多为寒凝血瘀或气血两虚；肤色青紫，多属气血瘀滞；肤色转红，多属热毒或瘀久化热；肤色紫黯或发黑，多为瘀甚或热毒炽盛。

d. 辨坏疽溃疡。疮面溃破腐烂，肉色不鲜，脓水恶臭，灼痛剧烈，多属湿热毒盛；肢端坏疽，红肿不显，肉色不鲜，与健康组织分界清楚，分泌物少，多属热毒伤阴；疮面污浊不清，脓液常伴臭味，并易出血，上方青筋怒张，疮周发紫，多为湿热瘀滞；疮面肉芽灰白色或如镜面，脓液少而清稀，多为气阴或气血两虚。

e. 注意整体与局部辨证相结合。全身的表现，舌苔、脉象均对分析病机转化有意义。如舌本淡，口喜热饮，脉沉弦。现舌质变黯，渴不欲饮，脉细涩。则考虑为阳虚寒凝，以致血瘀。症状将要加重。

2）未病防传，已病防变：在 ASO 的病因病机中已经提到"因虚（邪）致瘀，因瘀致热，因热致虚，因虚不复"是对其病机转化的概括。我们根据辨证判断其病情、转化，应用中医药疗法阻止其进展。如本是阳虚寒凝的轻证，我们应该选用扶阳温经散寒的药物阻止向血瘀重证的进展；如已为血瘀证，我们应用药物防止久瘀化热，尽快疏通经络。已成某证，要防止其进展，如本是实证，不要因过度用药而致脾胃虚证或虚实夹杂证；本是阳证易愈溃面，不可治疗不当而成阴证难于愈合疮口；虽是湿热毒盛的疮面，也应采用清热利湿解毒的方法祛除湿毒，局部给邪以出路，防止溃烂蔓延，毒邪内攻脏腑。

3）溃疡期外治法的应用：肢体出现坏疽是临床经常面临的问题。事实上，内服之方即外治之方，外治之法即内治之法。坏疽疮面分为三种：

①湿热毒盛型：表现为肢端湿、红、热、肿明显，分泌物多而臭，属急性疮面，是湿性坏疽的范畴（在 ASO 中并不多见）；②热毒伤阴型：表现为干黑冷痛，分泌物较少，边界尚清，属慢性疮面，是干性坏疽的范畴；③介于二者之间的疮面（在 ASO 中较多见）：疮面肉色灰黯，腐不易脱，疮周皮色紫黯肿胀，分泌物少。对于第一种外治宜纵深切开，通畅引流，外用箍围消肿，继之提脓祛腐，腐尽生肌长肉；第二种治宜保持干燥，待正气恢复，新肉内生，坏疽凹陷后可行清创术，清后应用生肌长肉法；第三种根据情况，疮周肿胀，先箍围消肿胀，分界不清而坏死液化者，可开小口外引腐坏，以防上延，腐不易脱、分泌物少宜外用膏掺及其他方法以煨脓长肉，引邪外出，引新外长。从中可以看出"提脓祛腐"与"煨脓长肉"，是溃疡局部辨证治疗的不同阶段，体现了中医外科对溃疡发展不同阶段外治原则也随之变化的辨证论治理论，治疗方法上则相应有所区别。但临床上可能新腐共存，两者应用也难截然分开，目前各种外治方法，也往往兼有两种作用，只是偏重不同而已。溃疡生肌治疗后期，肌平之际，应以长皮为要，虽然煨脓对表皮的生长也有促进作用，但不要一味煨脓，反增胬肉，应加用生肌长皮、移皮等收口之法，促进溃疡快速愈合。

5. 其他疗法

（1）西药治疗：对于有下肢症状患者的治疗应根据症状的严重程度来选择，无症状患者的侵入性治疗是不恰当的。西医有学者认为，一些药物治疗是贯穿 ASO 整个治疗过程的。常用的药物有：

1）抗凝、抗血小板、祛聚药：肝素、低分子肝素、华法林、阿司匹林、双嘧达莫、西洛他唑、噻氯匹定、己酮可可碱、低分子右旋糖酐等。

2）扩张血管、改善微循环药：罂粟碱、丁咯地尔、前列地尔、5－羟色胺等。

3）溶栓、降纤药：尿激酶、东菱克栓酶、蕲蛇酶等。

4）降脂、镇痛药：阿托伐他汀钙、非诺贝特、吲哚美辛、美洛昔康、盐酸布桂嗪、曲马多、高乌甲素、吗啡、盐酸哌替啶等。

（2）手术治疗：对于严重的进行性间歇性跛行、静息痛、肢端坏疽者及急性血栓形成者如无禁忌证应考虑手术治疗，这是挽救肢体与生命的必要手段。

1）外科血管重建手术：手术包括内膜剥脱术和外科血管重建术。内膜剥脱术只适用于局部性病变如腹主动脉或髂动脉和股动脉狭窄。随着介入技术的开展，主髂动脉内膜剥脱术目前应用较少，但其可简化手术，减少并发症，而且可应用于预期寿命长的年轻患者以避免移植血管的感染等问题。血管重建术，根据重建后的解剖形态，又分为解剖型旁路移植与解剖外型旁路移植。解剖型移植术如主-股、髂-股、股-腘等，随着股深动脉血行重建的研究，已扩展到主-股深动脉，本型通畅率较高，但手术创伤大，对于全身状况好者，多应采用；解剖外型移植术如腋-股、股-股、股-股深等，本型虽易阻塞，远期通畅率略差，但术中风险小，术后比较安全，对于状态差者应选用。主-髂人工血管重建的通畅率高于腹股沟下血管重建。对于腹股沟以下的动脉转流，就目前移植血管材料来说，自体静脉通畅率最高，因此，腹股沟以下的动脉转流最好采用自体静脉。人工血管应用在膝上股-腘动脉血管重建与自体静脉通畅率相近，但可简化手术，降低风险，适用于高危患者。对于远端病变行膝下动脉重建术时人工血管和大隐静脉转流通畅率有明显差异，因此，采用大隐静脉转流是首选的治疗方法。另外，如有急性血栓形成可行导管取栓术。肢体远端无流出道，不能行旁路手术者，药物和其他治疗无效者可行静脉动脉化及大网膜移植术。

2）截肢术：当肢体缺血坏死或伴严重感染，其他治疗不能控制其对身体的损害或全身状态不允许其他治疗者，应考虑截肢，虽然是一种致残手术，又有一定的死亡率和并发症，但也是肢体功能重建及保存生命的唯一方法。

（3）血管腔内介入治疗：介入治疗经皮穿刺微创的特点使得介入治疗得到越来越多的应用。介入治疗仍局限于短段病变，总体看长期通畅率仍低于外科手术。但介入治疗可减少并发症和围术期死亡率，创伤小，恢复快，而且并不排斥以后的手术治疗或与手术联合应用。对于短段主髂动脉病变的球囊扩张和支架术效果满意，而腹股沟下行球囊扩张和支架术效果不佳，即使这样，膝下血管病变的 DEEP 球囊扩张治疗可以迅速改善肢体血供，为患足溃疡和截肢伤口的愈合赢得了时间。球囊扩张后的再狭窄是一个缓慢过程，随着再狭窄的逐渐形成，肢体的侧支循环也随之逐渐代偿建立，这正是球囊扩张治疗的临床意义和价值，是救肢率远大于血管通畅率的关键点。因此，根据目前资料，外科手术重建通畅率高于血管腔内治疗，但血管腔内治疗的围手术期并发症的发生率低。因此，血管腔内治疗和外科血管重建的风险－疗效比的问题还有待于设计良好的对比性临床试验来解决。

（4）基因生物治疗：目前主要有基因治疗和干细胞移植。主要适用于远端动脉病变所致的肢体严重缺血而无法手术重建的患者。临床初步试验显示这些治疗可刺激新生血管的生成，提高踝肱比，减轻静息痛，促进缺血性溃疡的愈合。这些研究尚有较多问题有待解决，如作用机制尚不十分明确，安全性、远期疗效有待进一步观察。

【治疗难点与对策】

ASO 的确切病因尚不清楚，发病机制也未统一，但对周围血管常见的难治性疾病已成共识。西医学的药物还是以对症治疗为主，近些年手术治疗、介入治疗、干细胞移植等方法虽然取得了较好的效果，但还存在许多问题。中西医结合也越来越被业内专家所接受，而临床中医治疗还面临许多问题。如何早期诊断治疗，控制局部感染、疼痛等症状，介入手术治疗后的中药应用问题仍是目前治疗的难点。

1. 如何早期诊断治疗 中医重视"治未病"，即未病先防、已病防变，动脉硬化性闭塞症的疗效与患者就诊时病情的严重程度正相关。一般情况，缺血期疗效较好，营养障碍期次之，而一旦出现肢端坏死，则治疗难度加大。中医中药在早期治疗上优势明显，首先根据病变特点节制饮食，调畅情志，注意肢体防寒保暖，预防外伤，适当锻炼促进侧支循环的建立；再之根据辨证选用中药汤剂、成药口服和药物熏洗等方法，如能防止或延缓瘀证化热，就不致肢体坏疽，则在很大程度上延缓了疾病的进展。

实现早期诊断，早期治疗，需要在三方面作出努力。一是加强宣传和对本病知识的普及，尽力提高患者对动脉硬化性闭塞症的认识。由于目前患者对疾病的特点了解太少，我们应利用现有的媒体手段进行科普的宣传，使患者能了解疾病的特点，像对待冠状动脉硬化性心脏病一样对待肢体动脉硬化病变。二是努力提高基层医生、非专科医生对本病的重视程度。通过各级学会、培训等方式培养出一批具备血管外科知识的基层医师。三是积极分地区进行流行病学的调查，掌握群体发病规律，积极进行本病的普查工作。

2. 如何控制局部感染、疼痛等症状　　局部感染和疼痛是该病的主要临床表现，也是患者痛苦，医生头疼的问题。医生与患者信心的丧失，继发其他心脑血管病变，导致本病致残、致死率居高不下。抗生素及止痛药物的应用仍不能有效地解决此问题，一是血液循环差，局部药物浓度太低，外用又易引起耐药；二是西药止痛药在血运改善前较长的治疗期内，副作用多、易造成依赖等问题尚未解决。

发挥中医特色，解除患者痛苦。中医可根据体质辨证应用中药，扶正祛邪，缓解症状体征。中医外治法具有一定优势。局部感染可用解毒活血方湿敷、外洗，引流不畅应及时切开引流，中医特色的药捻、拖线、蚕食方法皆可适时应用。应判断疼痛是缺血为主还是感染影响，缺血为主应用中药促进侧支尽早建立，反对早动刀针，中药的外用能减轻止痛物质的释放，使创面变干局限。

3. 手术介入、手术治疗后如何发挥中药的作用　　介入与手术疗法的进步，使许多患者在中短期改善了临床症状，但其只是对症而非对因的治疗，并不能阻止动脉硬化的进一步发展，术后内膜增生、管腔及吻合口再狭窄、血栓形成、长期口服抗凝药致出血等问题仍是治疗上的难点。

目前，中医药在预防治疗介入与手术疗法后的复发与并发症方面取得了可喜的效果，应该进一步发挥更积极的作用。应用中药防止内膜增生、再狭窄，减缓动脉硬化进程，促进自身侧支循环的恢复，应该成为本病的常规治疗方法。根据实验与临床研究，筛选出能够降低血黏度、阻止内膜增生、消除粥样斑块的有效方剂，再结合辨证论治，促进侧支血管建立，并努力争取把长期服药变成间断服药。而对于那些无条件进行手术、介入治疗的患者，中药的治疗应更加重要。

三、研究方向

1. 中药小复方深入研究　中药方剂之所以能起到优良疗效，肯定是其物质基础——三大类化学成分（无机物、有机小分子、生物大分子）在起作用。一个方剂少则几味，多则十几味，化学成分可能达几百种甚至上千种，是哪种化学成分在起作用，这给中药复方的研究带来很大的困难。在过去的研究中强调了研究成分的单一性，而处方成分的过度单一，又失去了处方的整体性。我们应通过对古方的提炼，切中病因病机的分析，对几十年论治血管病的经验进行总结，选取小复方进行深入的研究，不但对于症状体征、基本实验室指标要观察，还要逐渐过渡到分子、基因等深层次的研究。不要局限于剂型及提取工艺，换一个角度往往有意想不到的收获。

2. 中药外用药、外治法的研究　中医治疗的精华之中包含着外用药物，它是几千年经验的结晶，由于有些药物配制工艺复杂早已失传；有些迫于药物政策、法规问题无法生产研究；有些由于药源困难无法生产。总之，中医外用药物品种越来越少，处于亟待抢救状态，如不积极地开发研究和应用，很可能会在不久的将来名存实亡。中药外用药不少品种内含有重金属，重金属与有毒元素的应用成了难以突破的障碍，对这个问题，我们应有新认识、新观点。最近，国内外曾发现许多多年来被公认具有毒性或刺激性的物质，如果用适当剂量或改变其给药方法，不但不损害机体，反而能使生物延年益寿，医学上称之为"毒物应激效应"，起到以毒攻毒的作用。我们应该进行大样本安全性与有效性的研究，继承与发展外用药。对于中药外治法，包括熏洗、湿敷、针灸等由于操作复杂不便，疗效一般，近些年报道明显减少。这与选方用法不当有一定关系，值得进一步研究。对于换药的方法、药物基质的选择、清创的原则等均应进行细致规范化的研究。

3. 中西联合用药研究 药物治疗是 ASO 贯穿始终的治疗方法，目前，全国各地在周围血管疾病的防治中，存在着用药过乱、过滥的现象，中药、西药联合应用非常普遍，西药中的抗凝药、溶栓药、降纤药、抗血小板聚集药与扩张血管药联合使用也是常有的现象。但药物应用不甚规范，这不仅浪费了药物资源，增加了患者的经济负担，还可能会出现药物的拮抗、药效的倍增现象，影响疗效，增加临床的不良反应。在药物的规范应用上应组织全国专家做出更多的临床研究和实验研究。中西药联合应用时，中药以证为准，西药如何切入，切入的体征，切入的时机，用药剂量，用药方法需要进一步深入研究，要达到量化与规范化还需要做大量的工作，也需要长时期的深入观察与总结。西药规范用药也是一个亟待解决的大问题，除在基础医学上做大量的工作外，认识上也需要有新的突破，如何量化用药方法，也需要组织有条件的单位在统一标准下做大量的深入研究。

第三章
糖尿病足

糖尿病足是糖尿病的主要并发症之一，其发病率占糖尿病患者的20%以上。有相当高的致残率和死亡率，其局部表现包括肢体缺血、神经营养障碍和组织感染等，属于中医学的"脱疽"范畴。

一、中医研究现状

【古文献研究】

糖尿病足属于中医学的"脱疽"范畴。脱疽，又称"脱骨疽"，有关脱疽的记载，最早见于《内经》，当时名为"脱痈"。《灵枢·痈疽篇》谓："发于足指，名曰脱疽。其状赤黑，死不治；不赤黑，不死。不衰，急斩之，不则死矣。"其对脱疽后期腐烂、坏死、发黑的症状特点，以及预后判断、治疗方法的描述颇为准确。

隋代巢元方的《诸病源候论·卷三十二》载："疽者，五脏不调所生也……若喜怒不测，饮食不节，阴阳不和，则五脏不调，营卫虚寒，腠理则开，寒客经络之间，经络为寒流所折，则营卫稽留于脉……营血得寒则涩而不行，卫气从之与寒相搏，亦壅遏不通……故积聚成疽……发于足趾，名曰脱疽。"并在《诸病源候论·消渴病诸候》中将消渴归纳为八种证候类型：消渴候、渴病候、大渴后虚乏候、渴利候、渴利后损候、渴利后发疮候、内消候及强中候。除了消渴病常见的三消症状，首次提出消渴病之兼证："其久病变成发痈疽，或成水疾。"对后世影响深远。

宋代窦汉卿补辑的《窦氏外科全书·卷二·附甲背发说》记载："甲背发，此症由消渴之症发于手足指，名曰脱疽，其状赤紫者死，不赤者可治。"表明此时对糖尿病引起的脱疽已有了一定的认识。

明代，中医对脱疽的认识已积累了相当丰富的临床经验。申斗垣的《外科启玄·卷六·脱疽》谓："足之大趾次趾，或足溃而脱，故名脱疽"；陈文治的《外科选粹·卷五·足疡》载："脱疽发手足趾，溃则自脱，故名脱疽"；汪机的《外科理例·卷六》记载了15例脱疽病案，如曰："一膏粱年逾五十亦患此，色紫黑，脚焮痛……喜其饮食如故，动息自宁，为疮善症……次年忽发渴，服生津等药愈盛，用八味丸而愈。"从其描述的症状来看，此是比较典型的糖尿病伴发脱疽者。汪机在《外科理例》总结出对脱疽赤肿者，常以仙方活命饮加减治疗，或用银花、白芷、大黄加入人参败毒散，发挥托里消毒的作用；对消渴症者，多用滋阴降火法。其治法治则仍为当代医家所沿用。汪机亲手实施手术数例，总结出"微赤而痛可治，治之不愈急斩去之，庶可保，否则不治，色紫黑或发于脚背亦不治，或渴而后发或先发而后渴，色紫赤不痛，此精气已竭，决不可治"的实践经验。

明代陈实功的《外科正宗》是记载"脱疽"最详细、最重要的著作。书中载有："未疮先渴，喜冷无度，昏睡舌干，小便频数……已成为疮形枯瘪，肉黑皮焦，痛如刀割，毒传足趾者。"从发病特点来看，与糖尿病足的特点十分类似。《外科正宗》亦载有治疗脱疽的手术方法，提出："治之得早，乘其未及延散时，用头发十余根缠患指本节处，绕扎十余转，渐渐紧之，毋得毒气攻延良肉，随用蟾酥饼，放原起粟米头上，加艾灸至肉枯疮死为度，次日本指尽黑，方用利刀寻至本节缝中，将患指徐顺取下，血流不住，用金刀如圣散止之，余肿以妙贴散敷之。"此方法将手术指征、术前准备、术后护理、手术方法均进行了详细说明，手术方法更为合理。

清代祁坤的《外科大成·卷二·足部》云："脱疽，生于足大趾……初起黄疱，次如煮熟红枣，久则黑气浸漫，相传五指……不紫黑者生，未过节者可治，若黑漫五指，上传足跗，形枯筋烂，疼痛气秽者死。"马培之的《医略存真》云："有湿热为患者，有感瘟疫毒疠之气而成者……积久寒化为热，始则足指木冷，继现红紫之色，足跗肿热，足指仍冷，皮肉筋骨俱死，节缝渐次裂开，污水渗流，筋断骨离而脱。"顾世澄的《疡医大全·卷二十七·足踝部》脱疽篇对历代医家有关脱疽的认识进行了总结论述。过玉书的《增订治疗汇要·卷上·脱骨疔》中载有："其或修甲受伤及咬伤、轧伤所致"，提示此病也可因机械性损伤而诱发。从上可见，明清以来有关"脱疽"的文献记载逐渐增多。古代医学家对"脱疽"进行了仔细的观察，对其临床症状的描述，其中一部分与西医学的糖尿病足临床表现基本一致。

【中医治疗现状】

1. 内治

（1）分型治疗：韦巧玲指出，史奎钧老中医将本病分为瘀血阻络、阳虚毒陷、湿热内蕴3型治疗，瘀血阻络型治以益气通络、活血化瘀，方用补阳还五汤合丹参饮加减；阳虚毒陷型治以温阳通络、托里生肌，方用阳和汤合当归黄芪汤加减；湿热内蕴型治以滋阴清热、化脓排毒，方用四妙勇安汤合仙方活命饮加减。唐咸玉等将本病分为4型施治：气血亏虚、湿热内蕴型用当归补血汤加味；湿热下注、瘀毒阻络型用四妙散加减；毒热炽盛、络脉瘀阻型用四妙勇安汤加味；阳虚寒凝、痰瘀阻络型用补阳还五汤加减；结果总有效率达87.5%。

（2）分期治疗：刘奎增等将本病分早、中、晚3期。早期：气阴两虚、脉络不和型用增液汤加减，阳虚血瘀型用四逆散加减；中期：气血亏虚、湿毒内蕴型用当归补血汤加减，热毒炽盛、胃肠结热型用四妙勇安汤加减，肝胆湿热型用龙胆泻肝汤加减；晚期：肝肾阴虚、痰阻血瘀型用六味地黄丸加减，脾肾阳虚、经脉不通型用右归丸加减。刘辉等将本病分为早期、急性发作期和好转恢复期进行论治：先进行中药基础治疗，健脾化痰湿用白术、苍术、陈皮、清半夏、胆南星、茯苓、瓜蒌、薤白等，祛瘀血用水蛭、三七、桃仁、红花、赤芍、川芎、山楂等，清热用黄连、生大黄、天花粉、玄参、蚕沙、金银花、忍冬藤、板蓝根等，益气养阴用生黄芪、太子参、生白术、生地黄、石斛、麦冬、沙参等。早期方选当归四逆汤合血府逐瘀汤加减；急性发作期热毒偏盛，方用四妙勇安汤合五味消毒饮加减，偏于气虚湿盛者，方用托里透脓汤合四妙丸加减；好转恢复期用八珍汤加减；均获良好疗效。

（3）专方专药：张建强等用糖足康水丸（西洋参、黄芪、丹参、穿山甲、紫花地丁、知母等）治疗本病80例，疗程2个月，结果治愈56例，好转20例，无效4例，总有效率为95%。刘玉坤等用愈足胶囊（三七、血竭、延胡索、蜈蚣、丹参、自然铜、大黄、当归、川芎、白芍、鹿角胶、龟甲胶、黄精、黄芪、杜仲、牛膝、肉桂等）治疗糖尿病足 49 例，治愈 l2 例，显效 l9 例，有效 15 例，无效 3 例，总有效率为 93.9%。李晶晶等将 108 例糖尿病足随机分为糖足方组和西药组，每组 54 例，两组均给予西医基础治疗和外治法治疗，糖足方组加服糖足方（黄芪 20g，生地黄 15g，当归 10g，川牛膝 15g，莪术 10g，玄参 12g，虎杖 15g）治疗，西药组给予山莨菪碱静脉滴注治疗。结果：糖足方组足部溃疡肉芽组织开始出现时间、溃疡愈合时间均短于西药组，治愈率、总有效率明显高于西药组，截趾（肢）率明显低于西药组，两组间相应指标比较，差异具有统计学意义；踝肱指数和足背动脉血流量均明显增加；血液黏度明显下降。

2. 外治

（1）熏洗法：贾晓林等在综合疗法的基础上用邓铁涛教授家传拂痛外洗方（由生川乌、吴茱萸、艾叶、海桐皮、细辛、川红花、当归尾、荆芥、续断、独活、羌活、防风、生葱等组成）外洗治疗糖尿病足 56 例，总有效率为 100%，治愈率 69.6%。张润玲等用中药（黄柏 30g，白及 20g，苦参、忍冬藤、生地榆、连翘、蒲公英各 15g）熏洗辅助治疗，总有效率 92%，对照组为 72%。两组疗效比较有显著性差异。张月霞用中药扶正消毒散（黄芪 25g，忍冬藤 15g，皂角刺 15g，白芷 10g，当归 15g，茯苓 10g，白术 15g，川芎 15g，穿山甲 12g，水蛭 6g，桂枝 10g，甘草 3g），1 剂/日，煎水先熏后洗患处，每次约 30 分钟，防止烫伤，15 日 1 个疗程；1~3 个疗程后总有效率 86%。

（2）外敷法：祝丽波等用大黄、川芎、白芷等制成的油纱外敷治疗糖尿足 30 例，创面全部愈合，治疗中未见明显不良反应。许琳琳以黄芪注射液 20~60 ml 湿透 1 条纱条后外敷局部病灶，加盖纱布，1~3 次/日，1 个疗程 30 日后，500 例糖尿病足中治愈 25 例，总有效率 92%，而仅予基础治疗的对照组 50 例中治愈 10 例，总有效率 74%；两组疗效比较有显著性差异。董有莉等对 66 例糖尿病肢端坏疽溃疡疮面外敷活血生肌膏（由白芷、黄连、元胡、血竭、紫草、轻粉、白蜡、麻油等组成）治疗，治愈 40 例，显效 14 例，有效 6 例，总有效率为 91%，而且，Ⅱ级、Ⅲ级、Ⅳ级糖尿病足坏疽的疗效差异无显著性意义（多组间 Ridit 分析，$P > 0.05$），提示疗效与病情程度无明显关系。

（3）其他疗法：孟玫春等用针刺治疗糖尿病足 35 例并设对照组 30 例；均给予常规治疗（胰岛素控制血糖、抗感染，清创局部换药等）；针刺组在此基础上采用针灸治疗，加针取穴：①阴陵泉、三阴交、太溪、承山；②阳陵泉、足三里、绝骨、昆仑。两组交换应用，30 分钟/次，1 次/日。连续治疗 1 个月后，无论从临床疗效还是下肢血流动力学指标，针刺组与对照组相比均有显著差异，但要注意在针刺过程中不要过于强调针感，而加大刺激量造成皮肤损伤。金远林等运用祛瘀生新煎足浴配合按摩治疗糖尿病足部溃疡患者 34 例，总有效率 94.12%；溃疡局部明显改善，与治疗前相比，有显著性差异。

【中医治疗现状评价】

糖尿病足是在糖尿病大、小、微血管病变和周围神经病变的基础上，因为感染和诱因等综合因素作用所致的一种慢性、进行性、全身性、跨学科的疑难病症。中医病因病机复杂多样，多认为本病发病与痰湿、热毒、血瘀、阴虚、阳虚或气虚有关，为本虚标实、虚实夹杂之证。中医治疗本病，从整体调节入手，立足于辨证论治，主张分型、分期施治，亦有专方专药，重视内外结合、整体与局部结合、中西医结合、防治结合的综合治疗原则，标本兼顾，虚实并举，用药灵活，疗效显著，在极大程度上提高了糖尿病足的治愈率及有效率，降低了致残率。但是，必须看到国内对本病的病名还没有统一的认识，中西医混杂、病名繁多；更为突出的问题是中医诊断标准不明确、辨证分型标准各异、疗效标准不统一；不同研究报道的疗效之间缺乏可比性；临床共同运用的中药处方或成药不多；实验研究开展少；对中药有效成分及治疗作用机制研究较少，使选方用药缺乏客观依据等。因此，规范病名，结合现代流行病学和循证医学的研究方法，进行随机、盲法、对照、多中心、大样本的研究，统一诊断、辨证分型及疗效评定标准并积极深入开展中医中药作用机制的基础实验研究、筛选及研制高效、速效的专方专药是今后的研究方向。

二、中医诊疗策略

【病因病机】

本病主要由于过食肥甘、醇酒厚味，损伤脾胃，运化失职，胃热内盛，消谷耗津；或七情内伤，化火伤阴；或素有阴虚，劳欲过度，耗伤肾精，虚火内生，故而导致消渴。消渴以阴虚为本，燥热为标，互为因果，最终累及肾阴肾阳。消渴日久，耗伤气阴，运血无力，而生瘀血，瘀阻脉络，气血不通，阳气不达，肢体失于温煦，故肢冷疼痛；若外伤感受邪毒，或脏腑热毒内结，发于肢末，或脉络瘀血化热，导致热胜肉腐、筋烂、骨脱，而成为"脱疽"之证。毒邪内攻脏腑，则高热神昏，病势险恶；若迁延日久，气血耗伤，则伤口难于愈合。西医认为糖尿病周围血管病的病因为多元性，病机复杂，病变包括肢体大血管和微血管病变，以及皮肤、骨关节和周围神经病变。大血管病变即下肢大、中、小动脉粥样硬化改变，其原因与高血糖、高血脂、高血压、高胰岛素血症、高血黏度以及性别、年龄和吸烟等有关。同非糖尿病动脉硬化闭塞相比，糖尿病动脉硬化病变广泛，从股动脉至腘动脉以远端的中、小动脉均可被侵犯，动脉中层纤维化并钙化。糖尿病微血管病变主要由于高血糖导致毛细血管基底膜糖基化改变，因而基底膜增厚，导致微循环障碍，组织缺氧缺血，是导致糖尿病足部感染坏疽的重要原因。糖尿病还可因微血管病变和代谢紊乱而致周围神经病变，该病变以及糖尿病患者的细胞免疫功能低下，造成患者易发生感染以及骨关节肌腱变性，共同成为糖尿病足部病变的发病因素。

【诊断】

1. 临床表现 除糖尿病症状外，本病局部肢体表现包括肢体缺血、神经营养障碍和组织感染三方面。间歇性跛行初期为小腿、足部的发凉、软弱，行走时沉重、易疲劳。病情发展，则出现间歇性跛行，表现为行走一段路程后小腿腓肠肌、足部酸痛或痉挛性疼痛，继续行走疼痛加重而被迫止步，站立休息后可缓解。

2. 实验室检查 定期测定餐前空腹和餐后血糖，以及糖化血红蛋白，可以了解糖尿病控制情况；检查血脂、血黏度确定有无高脂血症、高血液黏滞症；尿蛋白及肾功能检验明确有无糖尿病肾病；坏疽区脓液细菌培养及抗生素药敏试验帮助选用合适的抗生素进行治疗；合并感染时应做白细胞计数和分类检查。

（1）甲皱微循环：糖尿病血管病患者的微循环具有不同程度的微循环障碍。表现为毛细血管管袢数目减少，畸形率增高；血流减慢，呈粒流、断流；管袢渗出、出血等。

（2）神经电生理检测：肌电图显示肌肉神经源性损害，周围神经的传导速度减慢。

（3）多普勒超声检查：测定下肢阶段血压及踝肱指数可估计动脉血管闭塞的部位、肢端缺血程度。由于糖尿病中小动脉广泛性硬化钙化，所测的动脉压和踝压指数较实际数值增高。

（4）彩色多普勒超声检查：动脉管壁增厚、不光滑；可见斑块、钙化及附壁血栓；管腔不规则、狭窄或闭塞，狭窄处血流变细形成湍流，可见彩色镶嵌血流；频谱增宽，波形为单相波，血流速度减低。

（5）X线检查

1）X线平片：跖间、足背、胫后等中小动脉，甚至股浅动脉和腘动脉钙化阴影，骨质疏松、骨萎缩、骨髓炎；关节畸形、半脱位；软组织肿胀、脓肿、气性坏疽等征象。

2）动脉造影：可显示动脉狭窄、闭塞的部位、程度，侧支循环建立情况，以协助制订手术、经皮血管腔内血管成形术（PTA）的治疗方案。

3. 诊断要点

（1）2型糖尿病患者。50岁以上，糖尿病病史多在5~10年以上。

（2）发病缓慢，逐渐加重。以下肢病变为主，常双侧发病，一侧较重。

（3）慢性缺血表现为下肢发凉、怕冷、麻木，间歇性跛行，静息痛；闭塞部位远端动脉搏动减弱或消失。肢体位置试验阳性，皮肤苍白或紫黯。

（4）周围神经病变表现为皮肤干燥、无汗，皮肤、皮下及肌肉萎缩，肢体感觉减弱或消失，下肢关节病变。

（5）足部穿通性溃疡。肢端坏疽，合并感染后出现湿性坏疽。

（6）辅助检查血糖增高，尿糖阳性。血黏度、血小板黏附聚集性增高，下肢阶段测压、踝肱比值降低；B超及动脉造影显示动脉狭窄、闭塞、斑块和血流减少，肌电图显示周围神经病变。

【鉴别诊断】

1. 动脉硬化性闭塞症 非糖尿病性动脉硬化闭塞症多发于中老年患者，男性较多，同时伴有心、脑动脉硬化、高血压、高脂血症等病。病变主要发于大中动脉，坏疽多为干性，疼痛剧烈，远端动脉搏动减弱或消失。血糖正常，尿糖阴性。

2. 血栓闭塞性脉管炎 为中、小动脉及伴行静脉无菌炎症并血栓形成导致的肢体动脉缺血性疾病。发于40岁以下男性，多有吸烟、寒冻、外伤史。手足均可发病，表现为疼痛、发凉，坏疽多局限于指趾、且为干性坏疽。有40%的患者同时伴有游走性血栓性浅静脉炎。检查显示无动脉硬化、糖尿病病变。

3. 雷诺病 为肢端小动脉痉挛性疾病。好发于青年女性，表现为手足指趾在遇寒冷或精神紧张时皮肤颜色呈苍白－发绀－潮红改变，伴有疼痛、麻木、寒冷等症状，温度升高或活动手足后症状消失。单纯性雷诺病桡动脉、尺动脉、足背动脉及胫后动脉搏动均正常。

【辨证分型】

1. 阴血两虚、皮肤失养证 局部肢体凉感，皮肤色黯或有斑片、干燥、瘙痒、脱屑、或有水肿，汗毛稀疏、脱落，肢体乏力、易疲劳，舌淡或有沟裂，苔白，脉细。

2. 气虚血瘀、肌肤脉络痹阻证 症见肢体麻木，感觉迟钝或丧失，刺痛或灼痛，足踝棉絮感，间歇性跛行；静息痛，夜间尤重，皮色紫黯有瘀斑，汗毛脱落，爪甲不荣，舌淡紫或有瘀斑，脉紧或细涩。

3. 阴虚血瘀、肌肤毒聚阴疡证 皮肤溃疡，干枯无脓或少脓，颜色紫黯，皮肤干燥脱屑，无明显疼痛，不肿，肢端动脉搏动减弱或消失，足趾或足可见畸形。舌质紫黯，脉细。

4. 湿热瘀阻、肌肤筋骨毒腐证 肢端坏疽，溃破流脓，深入肌肉筋骨，痛如燔灼鸡啄，脓腐恶臭，肢体肿胀。舌红，苔黄腻，脉滑数。

【辨证诊疗思路与方案】

1. 抓住主证，确定病性 本病的早期，局部肢体多有发凉感，为久病消耗、阴血不足、肌肤失于温煦的表现。而血虚不能润泽皮毛，故皮肤干燥；血虚生风，故皮肤瘙痒；脉络瘀阻不通，故皮色发黯生斑。舌淡、脉细为气阴（血）不足之象。本证若病变进一步发展，则出现肢体麻木，感觉迟钝或丧失，刺痛或灼痛，间歇性跛行，继而出现静息痛，夜间尤重，皮色紫黯有瘀斑，汗毛脱落等，为气血郁滞，脉络不通，瘀血阻滞，不通则痛；肌肤失养，汗毛脱落；皮色瘀紫，舌淡紫或有瘀斑、脉紧或细涩俱为瘀血之象。病情继续加重进入溃疡期，表现为皮肤溃疡，干枯无脓或少脓，颜色紫黯，患足阴血不足，瘀血阻滞，肌肤失养。感受邪毒，或毒热内生，毒聚肌肤，发为阴疡。肌肤失养故皮肤干燥脱屑，阴虚血瘀，故溃疡干枯无脓、颜色紫滞。舌质紫黯，脉细为阴虚血瘀之象。溃疡期亦有表现为溃破流脓，深入肌肉筋骨，痛如燔灼鸡啄者，为湿热下注，蕴阻肌腠，热胜肉腐酿脓，故红肿破溃流脓，肢体肿胀；湿热毒邪腐伤筋骨，则坏疽，筋骨溃烂、坏死。舌红、苔腻、脉滑数为湿热之象。

2. 治分缓急，治病求本 本病在病变进展期以祛邪为主，如清热利湿、解毒止痛等，选方如四妙勇安汤等，力求尽快祛除病邪，防止邪毒入里，引起内陷；在病情的缓解稳定期以活血通脉、益气扶正为主。选用四物汤、六味地黄丸等方剂。使早期患者气血调畅，延缓病情发展。对于已发溃疡者，可使正气尽早恢复，促使疮面愈合。

3. 辨证治疗

（1）内治法

1）阴血两虚、皮肤失养证

治则：益阴养血，通络润肤。

方药：四物汤合六味地黄丸加减。

药用：玄参 15g，当归 20g，生地 15g，赤芍 15g，山药 10g，山萸肉 15g，茯苓 10g，泽泻 10g，川芎 10g，路路通 30g，白蒺藜 10g，荆芥 10g，防风 10g。

2）气虚血瘀、肌肤脉络痹阻证

治则：益气活血，通脉止痛。

方药：桃红四物汤合四君子汤加减。

药用：黄芪 20g，党参 20g，当归 20g，桃仁 10g，红花 10g，茯苓 10g，白术 15g，甘草 10g，川芎 15g，丹参 30g，赤芍 15g，川牛膝 15g，地龙 15g。

3）阴虚血瘀、肌肤毒聚阴疡证

治则：养阴解毒，活血通脉。

方药：四妙勇安汤合四物汤加减。

药用：元参 20g，银花藤 30g，生黄芪 40g，当归 20g，丹参 30g，川芎 15g，赤芍 15g，川牛膝 15g，地龙 15g，炮山甲 10g，荆芥 10g，防风 10g，生甘草 10g。

4）湿热瘀阻、肌肤筋骨毒腐证

治则：清利毒热、化瘀通脉。

方药：通脉宁合顾步汤加减。

药用：忍冬藤 30g，连翘 15g，生黄芪 40g，川牛膝 15g，地龙 15g，丹参 30g，当归 20g，赤芍 15g，茯苓 15g，赤小豆 30g，延胡索 20g，紫花地丁 15g。

（2）外治法：未溃时，参见动脉硬化闭塞症相关内容。已溃后，处理原则为彻底清除坏死组织、疮口部充分引流。清创时应用蚕食法，每日逐步清除坏死失活组织，然后用中药洗液或抗生素药液冲洗后湿敷疮面；亦可用升丹祛除腐肉，然后外敷全蝎膏、生肌玉红膏以祛腐生肌；创面无炎症、脓腐后改用生肌白玉膏生长伤口。

4. 其他疗法

（1）中成药：复方丹参片（滴丸）：功能活血化瘀，适用于所有证型的辅助治疗。片剂，每次 3 片，每日 3 次；滴丸，每次 10 粒，每日 3 次。通塞脉片：益气养阴、化瘀清热。适于肢端出现坏疽、溃疡，伴有气阴不足脉证者。每次服 6 片，每日 3 次。

（2）西医治疗

1）药物治疗

a. 控制血糖：控制血糖是制止糖尿病血管病变继续发展的重要措施，据观察糖尿病微血管改变与胰岛素不足、高血糖直接相关，糖尿病血糖得以控制，微血管病变则明显改善。治疗包括饮食控制、适当运动、口服降糖药和注射胰岛素，目标是尽快使血糖降低至空腹血糖 <7.8mmol/L、餐后血糖 <11.1mmol/L，年老体弱、脏器功能不全者至少宜降至空腹血糖 <10.0mmol/L、餐后血糖 <12.8mmol/L。对应用口服药物无效或严重动脉硬化、肢体感染、坏疽者，应改用胰岛素注射，待血糖降至满意、病情好转后可逐渐改为口服降糖药。

b. 调节血脂：适用于糖尿病伴有高脂血症者，常用药物参见动脉硬化闭塞症相应部分。

c. 控制感染：出现坏疽时应尽早根据脓液细菌培养和抗生素药敏试验结果行全身及局部抗生素治疗，在检查结果未出来而感染严重时以广谱、强有力的抗生素为宜。

d. 改善循环：包括扩张血管、抑制血小板聚集、降低血黏度、降低纤维蛋白原及抗凝溶栓药。常用药物为 654 - 2，可扩张小血管，改善微循环，降低血黏度，剂量为 10~40mg 加入生理盐水 250~500ml，静脉点滴，每日 1 次；亦可与川芎嗪、尿激酶等药一同经股动脉注射。654 - 2 副作用为口干、潮红、尿潴留及心动过速等，有青光眼、心动过速者禁用。低分子右旋糖酐有降低血小板黏附聚集作用，可降低血黏度，常用量为 500ml/d，静脉点滴。其他药物如前列腺素 E1 可解除动脉痉挛、抑制血小板聚集，10～30ug 加生理盐水 250～500ml/d，缓慢静脉点滴；或 10～20ug 加生理盐水 30ml、尿激酶 5 万 U 股动脉注射，1～2 日 1 次，连续 10～20 天。蝮蛇抗栓酶有降低血浆纤维蛋白原抗血栓形成作用，0.75～1U/d，静脉点滴。

e. 改善神经功能：可应用维生素 B 族制剂及改善神经细胞代谢药物，如：小牛血清去蛋白提取物注射液有促进三磷酸腺苷合成、延长细胞生存时间等作用，800mg/d，静脉点滴；神经络素可有效改善麻木、疼痛、感觉丧失等周围神经炎症状，20mg/次，肌内注射，每日 2 次。

2）手术治疗：大、中动脉狭窄或闭塞者如有较好流出道可行血管重建术，病变于髂股动脉，狭窄闭塞长度不超过 10cm 者可行经皮动脉球囊扩张术及置放支架。坏疽局限于足趾，血供改善较好者可行足趾截除术；若坏疽较广泛，感染严重，肢体血供差，需要行膝下甚至股部截肢术。

【难点与对策】

1. 病情复杂，并发症多 糖尿病患者动脉粥样硬化发生率很高，两者的治疗及预后均有很大区别，因此，鉴别糖尿病足与闭塞性动脉硬化症十分重要，成为糖尿病足治疗的难点。神经营养障碍和缺血是糖尿病患者并发足坏疽的主要原因，两者往往同时并存。一般认为，糖尿病足 60% 是由于神经病变，40% 是血管病变所引起。糖尿病足患者常表现为肢体感觉迟钝或消失，一旦外伤引发感染，坏疽往往呈大而深的湿性坏疽，病情发展迅速。糖尿病血管病变，主要是微小血管和毛细血管网病变，高血糖是其促发因素，是糖尿病坏疽的基础。有时也累及肢体小动脉，但因其吻合支较多，小分支管腔的逐渐狭窄、完全闭塞不一定引起严重的肢体缺血，但却使受供养的神经营养障碍，缺血、缺氧使神经细胞纤维肿胀，轴突发生变性，导致感觉、运动和自主神经功能障碍。严重自主神经功能紊乱，可使血管舒缩功能障碍，出现皮肤干燥，组织脆裂，或喜凉怕热、红肿热痛等异常表现。闭塞性动脉硬化症是全身动脉粥样硬化在肢体动脉局部的表现，常累及肢体大、中型动脉，发生肢体动脉高位狭窄和闭塞，引起肢体严重缺血坏疽。临床表现间歇性跛行、静息痛等缺血症状，可以是较局限的干性坏疽，或较大范围的混合性坏疽。肢端出现麻木发凉，苍白或青紫色，趾甲增厚粗糙，汗毛脱落，辨证多属寒瘀证。糖尿病患者出现剧烈静息痛，多属糖尿病性动脉硬化闭塞症，较大的动脉发生狭窄与闭塞，肢端缺血严重，这两者在中医辨证上有明显的不同，应积极发挥中医辨证论治的优势，选取适合患者病情的治疗方案。

中医的优势在于辨证论治，对于病情复杂、并发症多的疾病，中医重视整体、重视全身的优势尤为明显，因此，努力提高中医对糖尿病足的辨治水平，是解决此难点的关键所在。

2. 病变发展快、致残率与病死率高　糖尿病足患者常表现为肢体感觉迟钝或消失，一旦外伤引发感染，可促进坏疽的发生与发展，足部皮肤感染后，可迅速蔓延扩大到组织间隙及腱鞘，形成蜂窝织炎，多发性脓肿，局部红、肿、热、痛，甚至发展成为骨髓炎，骨质破坏，严重感染时可致毒血症、败血症，甚至导致截肢及死亡。因此，对该病应做到未病先防、既病防变，加强护理，这在本病中尤为重要。未发生坏疽者，应确保足部不受损伤。除医护人员应深入宣传教育外，更重要的是加强患者的自我保护意识，提高患者自身防御能力，做到早预防、早发现、早治疗。同时，积极控制糖尿病，合理分配饮食，严格控制高血糖、高血脂、高血黏稠度，积极预防动脉粥样硬化；改善肢端缺血和神经功能；适当运动，禁止吸烟、酗酒，可长期服用改善循环与微循环、活血化瘀的药物，降低血液黏稠度，促进血液循环，恢复周围神经功能。洗脚水温不宜超过患者下肢体表温度，以防烫伤。剪趾甲不宜太短而失去防御能力。注意足部保暖，防止冻伤。但慎用热水袋、电热毯、红外线、理疗、火炉取暖，以免烫伤感染。并慎用按摩器按摩手足，以防摩擦皮肤起疱感染导致坏疽。足部有畸形者，可穿矫形鞋纠正足的负重点，或穿休闲鞋，鞋袜要合脚，不宜过紧或过松。鞋袜要清洁，通气要良好，最好穿软底布鞋，棉质袜，不穿露趾鞋。患者不宜剧烈运动，避免双足过度负重。预防外伤，每天应检查足部有无皮肤损伤，并妥善处理。足趾或足畸形者应尽早纠正，清除隐患。对鸡眼、胼胝、骨刺、甲沟炎、囊肿或脚癣及时请医生治疗，教育患者不要自行处理。以防消毒不严细菌感染，而导致坏疽。

3. 疮面处理应采用正确的方法　对于已经形成足坏疽者，应在积极控制血糖、抗感染的基础上，清创引流，患者局部病灶是主要感染原，处理是否恰当，是保肢与截肢的关键。根据局部病灶缺血、感染的特点，常用"蚕食清创"与"扩创畅流"两种治法。如何选择"蚕食"与"扩创"是治疗本病的又一难点。根据患者局部供血、感染情况和全身状态选择合理的清创方法，是能否降低截肢率的关键。对于局部供血不好的坏疽，贸然采取扩创引流的方法，往往会造成坏死加剧的后果，但对于深部组织感染严重的患者，若不进行扩疮排脓，又会加重感染的蔓延。临床上斟酌病情，分清轻重缓急，找到主要矛盾，适时采用"蚕食清创"与"扩创畅流"两种治法，才能取得较好的疗效。

三、研究方向

对于糖尿病足的研究，应注重如下问题。

1. 基础研究 根据近年来大量文献报道，应用中医药疗法治疗糖尿病足，往往能够收到较好的疗效，使一些原本需要截肢的糖尿病患者保留了肢体。但是，中医及中西医结合的论文中，大多属于临床资料报告，有关糖尿病足基础研究的论文很少，尤其是前瞻性有对照的临床研究文章可谓凤毛麟角。因此，中医药治疗糖尿病足的基础研究是我们今后研究的重要方向之一。如中医药对糖尿病大血管病变、微血管病变和微循环障碍以及周围神经病变的影响等。

2. 临床研究 近年来，在临床治疗方面，国内积极开展了一些新药物、新疗法。如内治疗法中新开发了一批中成药，包括口服药、静脉针剂等，增加了给药途径，改善了疗效。外治疗法在传统外敷膏散等基础上，应用药物油纱、持续封闭湿敷等方法，使换药方法得以改进，疗效有所提高。同时，西医学也有所进步，如血管外科的超声消融、血管介入和自体干细胞移植等疗法在临床上取得了较好的效果；在足溃疡局部的处理方面，一些新型的敷料如含银离子的抗菌敷料和含生长因子的敷料已经应用于临床。但是，我们在许多足病的临床治疗及其疗效判断方面，基本上停留在临床经验体会阶段，缺乏循证医学的证据。临床工作往往各自为政，缺乏统一的辨证分型和临床疗效评定标准，只重视报告结果而忽视报告治疗过程和客观的定量评估指标，甚至没有说明所使用的内服和外用的具体药物和对照，以致这些成功的经验难以证实与推广交流。因此，制定统一的辨证分型和临床疗效评定标准，建立客观的定量评估指标，进一步优化组方、开发新药等将是我们的重要工作。

3. 重视预防 我国目前的糖尿病足临床工作往往重治疗轻预防，尤其是在社区层次上。缺少规范的糖尿病患者档案材料，影响了我们与国外同道的学术交流，也难以为以后的大样本研究提供基线资料。足部病变最好的治疗方法就是预防。足部溃疡的预防需要协调好以下方面：对糖尿病足患者进行足部护理的教育、预防性的足部皮肤和指甲部治疗、穿防护鞋等。防护鞋可使患者在自由走动的同时，防止溃疡导致的畸形。其他方法还包括适当缓解脚部压力、避免脚部浸泡等。足部预防大大减少了足和踝关节的结构畸形，同时降低了适应高出皮肤的骨的压力和剪切力。

4. 专业人才培养　糖尿病足的防治必须强调多学科协作，其中足病师起到了关键作用。但我国没有足病师这个专业。在发达国家，足病师是指在足病师学院完成 4 年大学教育的专业人员，需要学习从脚的解剖学、生物力学到矫形、打石膏、制作特殊减压鞋等专门技术。这与我国通常的修脚技工是有很大差别的。我国是人口的大国，足病患者的绝对人数不会是小数，我们必须建立、发展这样一个专业。同时，根据一些发达国家的经验，培养糖尿病足病的专科护士很重要。但我国的现状，糖尿病专科护士都很稀少，何况更专业的糖尿病足病护士。因此，培养专业的糖尿病足病医师及护士，使糖尿病足的临床工作更趋专业化和规范化是我们今后的工作方向。

第四章

雷 诺 病

雷诺病是因雷诺（Raynaud）于 1862 年首先描述本病而得名，又称肢端动脉痉挛症，临床上多见于 20～30 岁的女性，当患者受到寒冷刺激或精神紧张、情绪激动时，可突然出现两侧对称的手指（足趾）苍白，然后青紫，继而潮红，可伴有刺痛或烧灼感，持续的时间由数分钟至 1 小时以上不等，以后逐渐恢复正常。一般患者在寒冷季节发作频繁，而在温暖季节发病则相对静止；较严重者即使在温暖季节症状也不消失，还可出现指（趾）端及指（趾）甲畸形变脆，指（趾）腹萎缩，皮肤变薄或硬皮样改变，以及浅表溃疡等。属中医"血痹""手足厥寒"等范畴。

一、中医研究现状

【古文献研究】

中医古代虽没有雷诺病的病名，但在许多中医古籍中均可见到与本病症状相似的记载。

1. 血痹证候记载　《素问·五脏生成篇》曰："卧出而风吹之，血凝于肤者为痹。"《素问·举痛论》曰："寒气入经而稽迟，泣而不行，客于脉外则血少，客于脉中则血不通，故卒然而痛。"以上均指出感受风寒之邪可致血寒痹闭是其发病机制。

汉代张仲景的《伤寒论·厥阴病篇》载有"手足厥寒，脉细欲绝"，《金匮要略》更是发展和充实了《内经》对血痹病症的认识，如"血痹阴阳俱微，寸口关上微、尺中小紧，外证身体不仁，如风痹状"，更明确了本病的发病机制是内因阳气、营卫气血不足，外因感受风寒，邪入血分致血液滞而不畅行。筋脉肌肤失养而致的肢端苍白、青紫及肌肤麻木、刺痛。

巢氏《诸病源候论·痹候》亦云："血痹者，由体虚邪入于阴经故也，血为阴，邪入于血而痹，故为血痹也。"

《证治汇补·痹症》认为此证内因为"元精内虚，而三气所袭，不能随时祛散，流注经络，久而成痹"，外因为"大抵痹之为病，在脉则血凝不流，遇寒则急，遇热则纵"。

2. 四肢逆冷证候记载　《伤寒论》曰："手足厥寒，脉细欲绝者，当归四逆汤主之。"《诸病源候论·虚劳四肢逆冷候》曰："经脉所引皆起于手足，虚劳则血气衰损不能温其四肢。故四肢逆冷也。"四肢为诸阳之本，得阳气而温，脾肾阳虚、血虚亏损者复感寒邪，乃致血虚寒凝，脉络瘀阻，则会出现肢冷苍白，甚至青紫，肌肤麻木疼痛的症状。

《血证论》记载："……四肢厥冷，为脾肾阳虚，不能达于四末，四逆汤主之。"

《医学见能》提出："手为四末属脾经，两掌中心属少阴"，认为"手发厥冷……脾肾之虚寒也，宜附子理中汤。"

3. 手指破溃证候 《冯氏锦囊》曰："郁思有伤肝脾……气血难连，易致筋溃骨脱。"

【中医治疗现状】

1. 辨证分型治疗 李德俭将本病分为四个证型：气滞阳郁证用逍遥散加减治疗，以通阳达郁、理气活血；气虚寒凝证用黄芪桂枝五物汤加味治疗，以益气通阳、和营化瘀；血虚寒凝证用当归四逆汤加味治疗，以养血散寒、温经化瘀；阳虚寒凝证用温经回阳通瘀汤加减治疗，以温阳散寒、通经化瘀；共治42例，全部治愈。陈敏将本病分为三型：脾肾阳虚型（相当于早期）用黄芪桂枝五物汤加减；寒凝阻络型（相当于中期）用活血通脉汤加减；湿热型（相当于晚期）用四妙勇安汤加减；共治疗18例，治愈6例，显效11例，无效1例，总有效率为94.4%。路立然将本病分为阴寒、血瘀、血热三型，阴寒型以温经散寒、活血通脉、解痉通络为法，药用细辛、桂枝、葛根、白芍、甘草、当归、丹参、全蝎、蜈蚣、地龙、乌梢蛇、川芎；血瘀型以疏肝解痉、活血通脉为法，上药去地龙，加柴胡、桃仁、红花；血热型以清热养阴、活血化瘀、解痉通络为法，阴寒型的方药去细辛、桂枝，加金银花、玄参、赤芍。共治疗71例，1个月后治愈22例，显著好转19例，好转28例，无效2例，总有效率为97.2%。刘秀茹将本病分为寒凝络阻、肝郁血虚和脾肾阳虚、寒凝络滞两型，前者用桂枝、柴胡、当归尾、赤芍、甘草、细辛、白芥子、郁金、鸡血藤、白芍、生黄芪等治疗；后者用生黄芪、鸡血藤、党参、当归尾、菟丝子、苏木、女贞子、肉桂、红花、丹参等治疗。共治疗33例，痊愈5例，显效18例，有效10例。

2. 成方加减治疗

（1）当归四逆汤：《伤寒论》第351条云："手足厥寒，脉细欲绝者，当归四逆汤主之。"成无己注曰："手足厥寒者，阳气外虚，不温四末；脉细欲绝者，阴血由弱，脉行不利。"现代医家以当归四逆汤化裁治疗雷诺病，取得了满意疗效。如徐玉健以此方（加炙黄芪、制川乌、丹参、桃仁、红花、炙地龙、去芍药）治疗 20 例，服药时间平均为 38 天，结果痊愈 11 例，好转 6 例，无效 3 例，总有效率为 85%。赵炎以本方加减治疗雷诺病 42 例，每日 1 剂，前两煎混合早晚分服，第三煎加适量童便煎液浸手约半小时，结果痊愈 23 例，显效 12 例，有效 6 例，无效 1 例，总有效率为 97.6%。渠敬文以其加黄芪、毛冬青治疗 9 例，结果治愈 8 例，显效 1 例。此外，顾继昌、张学安、王恒兴、龚景林等分别用本方化裁治愈 1 例雷诺病患者，虽属单例验案，亦足以验证本方之卓效。

（2）黄芪桂枝五物汤：《金匮要略·血痹虚劳病脉证并治第六》篇云："血痹阴阳俱微，寸口关上微，尺中小紧，外证身体不仁，如风痹状，黄芪桂枝五物汤主之。"雷诺病的病理机制与血痹相类似，故遵此而治者亦颇多。如冷光顺以此方加当归、防风、大青叶、青黛、鲜忍冬藤治疗雷诺病 5 例，每日 1 剂，水煎 3 次，三餐前服用，一般服药 3 剂即可控制发作，再服 3～6 剂而获临床治愈。蒲蔚安以该方加甘草、当归、附子、鸡血藤治疗 3 例女性患者，服药 30 余剂后均愈。此外，卢国莲以该方加当归、鸡血藤、穿山甲、桑枝治疗雷诺病 1 例，服药 5 剂疼痛减轻，继服 30 余剂而愈，随访 2 年未复发。马力行以该方加附子（水煎服，每日 1 剂，并以第 2 煎药汁温烫手足，每日 2 次）治疗雷诺病 1 例，用药 9 剂即愈。

（3）阳和汤：阳和汤出自《外科全生集》，功擅温阳补血，散寒通滞，主要用于因营血亏虚，寒凝痰滞，痹阻于筋脉、关节、肌肉所致的阴疽之证。张振东以此方加减（熟地、鹿角胶、桂枝、炮姜、麻黄、制附子、细辛、全蝎、甘草，其中全蝎焙干研末冲服，鹿角胶烊化）治疗雷诺病 5 例，结果全部治愈。龚景林以此方去白芥子、甘草，加生黄芪、丹参、威灵仙、桑枝治疗雷诺病 1 例，服药 1 个月而愈。史知洪以本方合当归四逆汤治疗本病 1 例，并辅以雷公藤片及大活络丸内服，外加艾灸足三里、涌泉等穴，经调治月余而获愈。

（4）补阳还五汤：补阳还五汤具有补气活血、通经活络等功效，用于"因虚致瘀"诸证，每获良效。张绍利以本方加丹参、炒谷芽、炒麦芽、桂枝、干姜、半夏、苍术、制附片治疗雷诺病 3 例，均取得满意疗效。刘俊辰以本方加减治疗 2 例雷诺病患者，1 例属气虚血瘀而偏于气分者，以补阳还五汤去地龙，加桂枝、秦艽、鸡血藤、甘草，服药 30 剂后痊愈；1 例属气虚血瘀而偏于血分者，以补阳还五汤加丹参、羌活、益母草、络石藤，服药 22 剂而治愈。随访 1 年，2 例均未复发。

（5）其他成方：游开泓以张锡纯《医学衷中参西录》中的活络祛寒汤加减（黄芪、当归、丹参、桂枝、白芍、乳香、没药、生姜）治疗雷诺病 12 例，结果痊愈 10 例，好转 2 例。高正今以《金匮要略》温经汤加减（黄芪、党参、当归、川芎、赤芍、白术、吴茱萸、桂枝、丹皮、生姜）治疗 1 例女性患者，经服药 27 剂而愈。孙武进在应用西药血管扩张剂 α-受体拮抗剂的基础上，加用当归四逆汤加吴茱萸生姜汤煎服，所治 3 例患者中，服药 35 剂痊愈 2 例，服药 46 剂痊愈 1 例，而单用西药的 3 例治疗 2 年仍未获愈。此外，高兰宇以《千金要方》独活寄生汤治疗 1 例雷诺病患者，亦获痊愈。

3. 自拟方药治疗 陈学连用壁虎、丹参各 50g，焙干研极细末，装入胶丸内，每次 10 丸，每日 3 次口服治疗雷诺病 14 例，结果痊愈 11 例，好转、无效各 1 例，因故停药 1 例。治愈时间最短为 4 周，最长为 4 个月。孟祥全以熟附子、当归、桂枝、威灵仙、鸡血藤、丹参、干姜、黄芪、细辛、肉桂、白芍治疗雷诺病 20 例，结果治愈 17 例，好转 3 例。一般服药 10～15 剂开始显效，15～30 剂即可痊愈。程运文以桂枝、巴戟天、熟附片、生黄芪、山萸肉、白芥子、姜半夏、浙贝母、当归、白芍、丹参、台乌药、制南星、白附子、制乳香、制没药、细辛、生姜为汤剂治疗雷诺病 40 例，结果痊愈 37 例，好转 2 例，无效 1 例。周芳军以黄芪、桂枝、当归、赤芍、细辛、木通、生姜、炙甘草各等份，制成冲剂，每包 25g 冲服，每次 1 包，每日 2 次，30 日为 1 个疗程，共治疗原发、继发雷诺病 40 例，2 个疗程后，临床完全缓解 7 例，有效 31 例，无效 2 例。吴勇用自拟通脉解痉散（麻黄、羌活、当归、柴胡、桂枝、白芍、细辛、木通、丹参、土鳖虫、透骨草，共为细末，装入胶囊，每粒含生药 0.6g）治疗雷诺病 42 例，每次 5 粒，每日 3 次，温开水 150ml 加 50 度高粱酒 5ml 送服，结果治愈 27 例，好转 14 例，无效 1 例，总有效率为 97.6%。苏学仁用苏龙活血饮（黄芪、苏木、广地龙、当归、桂枝、炮山甲、鸡血藤、乳香、没药、甘草）加减治疗雷诺病 36 例，10 日为 1 个疗程，3 个疗程后，痊愈 32 例，显效、无效各 2 例。李志刚以附子、干姜、桂枝、桃仁、红花、黄芪、鸡血藤、党参、当归、白芍、甘草等加减治疗雷诺病 46 例，15 日为 1 个疗程，同时用脉络宁 20ml，加入液体中静脉滴注，每日 1 次。治疗 2～3 个疗程后，痊愈 40 例，好转 3 例，无效 3 例，总有效率为 93.5%。

4. 外治与内外结合治疗 贾景辉用防风合剂外洗治疗雷诺病 1 例，方法为：将防风、艾叶各 50g，清水 4000ml 装入搪瓷盆中，然后取 2kg 左右青石（主要成分为石灰岩）1 块置火上烧红，趁热投入水中，水沸腾后，把盆盖严闷 5 分钟后洗泡患处，每日早晚各 1 次，患者 42 天后获愈。王景春以当归四逆汤加减内服，配合独活、川椒、艾叶、桂枝、桑枝、红花、透骨草熏洗患处，共治疗雷诺病 37 例，结果治愈 10 例，显效 18 例，好转 9 例。孙金昌以当归四逆汤加味内服，配合红花、川椒、艾叶熏洗浸浴患部，治疗雷诺病 4 例，均获愈。姚广全以自拟解痉止痛散（蜈蚣、全蝎、土鳖虫、鹿角片、琥珀、洋金花、干姜、附子，共研细末，每次 5g，每日 2 次）内服，配合川乌、草乌、细辛、三棱、透骨草、肉桂、红花、苏木、桃仁熏洗患处，对指端有溃疡或坏疽者，用回阳玉龙膏配合提毒散或生肌散外敷。共治疗 9 例，用药时间为 54～121 天，结果症状消失 6 例，明显减轻 3 例。吴丕中以补益温通方药内服，配合外洗方（肉桂、干姜、红花、白芥子、白酒）浸搽患处，共治疗雷诺病 19 例，结果痊愈 13 例，好转 5 例，无效 1 例。王正甫以当归、川芎、赤芍、红花、丹参、鸡血藤、黄芪、党参、附子、桂枝、干姜、炙甘草煎服，并以其药渣加川椒、生姜、葱白煎沸去渣熏洗，或用甘遂、生甘草煎汁熏洗，病情严重者用毛冬青或丹参注射液 2～4ml 肌注，每日 2 次。共治疗雷诺病 50 例，结果治愈 40 例，好转 10 例。孙明辉以穿山甲、路路通、黄芪、太子参、仙茅、仙灵脾、桂枝、干姜、当归、枸杞子、鸡血藤、当归、甘草等煎服，并以其药渣煎水浸洗患处，每日 2～4 次，15 日为 1 个疗程。共治疗雷诺病 108 例，3 个疗程后痊愈 70 例，好转 28 例，无效 10 例。

5. 针灸治疗 鲍家铸以针灸双治的方法治疗本病 43 例，针刺主要取极泉、臂中、阳池、三阴交等穴，并取阳池、足三里、关元等穴行温针灸，另外，每晚用艾条点灸阳池、足三里各 30 分钟，以局部皮肤潮红为度。结果痊愈 23 例，显效 16 例，好转 3 例，无效 1 例，总有效率达 97.7%。张继武采取综合针刺疗法治疗雷诺病 31 例，病发于手指者，以缺盆为主穴，配十宣，酌加手五里、小海、内关；病发于足趾者，以三阴交、照海为主穴，配足十宣、环跳或秩边。其中缺盆穴行雀啄法不留针，十宣单刺放血，其他各穴于针刺得气后留针 20 分钟。每日 1 次，18 次为 1 个疗程，2～4 个疗程后痊愈 21 例，显效 10 例。此外，朱汝功亦曾用针灸综合疗法治疗雷诺病 1 例，以双补脾肾、调和气血为原则，经治 3 年始愈。

6. 其他治疗方法 杨永谦用按摩手法治疗雷诺病 72 例，病在上肢取风池、肩中俞、缺盆、天宗、极泉、曲池、少海、内关、阳池、后溪、合谷等穴。操作方法为：① 自上而下揉按各穴，以得气为度；②用掌推法，多指拿揉肩臂，离心性反复操作，每侧 5 分钟；③以拇指、食指弹拨腋下大筋，再以拇指按压阳池穴，另一手牵拉患者手指，左右晃拨或旋转腕关节；④ 两手握揉患侧手掌，分疏五指，牵拉抖动。结果治愈 25 例，显效 34 例，有效 13 例，总有效率为 100%。孙旗立用 He－Ne 激光照射治疗雷诺病 40 例，主要取患指（趾）上的井穴，如小指取少冲穴，无名指取关冲穴等，多指（趾）患病则取多个井穴。每日 1 次，每穴照射 10 分钟，1 个月为 1 个疗程。2 个疗程后治愈 26 例，显效 10 例，好转 4 例。甲皱微循环检查治疗前后比较有显著差异（$P < 0.01$）。

【中医治疗现状评价】

本病属于中医学的"痹证""寒厥""血痹""脉痹""手足厥寒""肢

端青紫"等病证范畴。目前多数学者认为，素体阳气不足，或气血亏虚是本病发病的根本，寒邪（或风寒、寒湿、湿毒等）凝滞脉络，气血运行不畅是其重要的病理变化；亦有人认为阳气亏损、痰瘀互结或气虚血瘀、经脉痹阻是本病的关键所在。

中医药治疗雷诺病方法众多，各具特色，均取得了较好的临床效果。如孟祥全在治疗本病过程中，结合病情，灵活运用附子，效果显著，而未出现中毒情况；姚广全善用虫类药物搜剔经络，破血散瘀，达到治疗目的；冷光顺在益气养血、温经通络方药中加入清热解毒之品如大青叶、青黛、鲜忍冬藤等，使本病的疗程比常法大大缩短。

中医药治疗雷诺病尽管取得了一定进展，但存在许多问题亟待解决。其一是诊断标准和疗效标准不统一，不便于相互比较；其二是多数临床研究未设立严格的对照组，甚至许多文献仍属个案报道，无可比性，重复性较差；其三是缺乏对本病的实验研究，客观指标少，可信度不高。今后应制定统一的诊疗标准，确定量化指标，加强实验研究，以探讨各种方法的治疗机制，探索出一套完整的、行之有效的诊疗体系，从而便于推广应用。

二、中医诊疗策略

【病因病机】

本病外因为寒邪凝阻，内因为素体血虚、阳气不足。感受寒邪致营卫不和，气血运行不畅，四末失于温养，发为本病。正如《诸病源候论·虚劳四肢过冷候》所说："经脉所行，皆起于手足，虚劳则气血衰损，不得温其四肢。故四肢逆冷也。"明确指出本病的病机为正虚气血不足、寒凝脉络、四末失养。

【诊断】

1. 临床表现　本病多发生于20～30岁的年轻女性，冬季易发病。患者常因冬季受寒或手指接触低温后发作，亦有因情绪激动、精神紧张而诱发者。其发作时的特征是指（趾）部皮肤颜色突然变白，继而变为青紫，然后转为潮红，呈间歇性发作。以手指多见而足趾少见。发作常自小指与无名指尖开始，随着病变进展逐渐扩展至整个手指甚至掌部，但拇指较少发病，伴有局部发凉、麻木、针刺样疼痛和酸胀不适或其他异常感觉。通常有全身和局部体温降低而桡动脉或足背动脉搏动正常。初发时发作时间多为数分钟至半小时左右即自行缓解。皮肤转为潮红时常伴有烧灼刺痛感，然后转为正常色泽。若在发作时局部加温，揉擦患肢、挥动肢体等，可使发作中止。病情进展时症状加重，发作频繁，每次发作可持续1小时以上，有时需将手足浸入温水中才能中止发作。静止期患者肢端皮肤温度及颜色可无明显改变。病程较长以及病情严重者可表现为肢端皮肤干燥变薄或呈硬皮样改变，指（趾）甲畸形变脆，指（趾）腹萎缩或指（趾）端有浅表性溃疡。另外，可将手指或足趾浸于4℃左右的冷水中1分钟，或将两手握拳 1 分半钟后在弯曲状态下放开。如诱发皮肤颜色由苍白至发绀而潮红的变化，应考虑诊断为本病。

2. 实验室检查

（1）无损伤检查

1）冷刺激试验：将患肢手指（足趾）浸入冰水中 20 秒后，如指（趾）动脉收缩压降低超过原来收缩压的 20% 为阳性反应，本试验的敏感性和特异性均为 90% 左右。

2）反应性充血试验：本试验的目的是区别雷诺病或雷诺现象。其方法是在受检的手指基部缠绕一指血压带，在指尖部置一光电体积描记的探头做手指的波形描记，将血压带充气至 200mmHg，维持 3 ~ 5 分钟，放气后如手指的波形较充气前增高，大于 1 : 1.6 为正常，说明指动脉无器质性病变，可诊断为雷诺病。

（2）微循环检查：轻症患者甲皱微循环改变不明显，以管襻数减少，畸形管襻数增加等形态改变较多见。重症患者可见管襻轮廓不清，大部分管襻畸形扩张，血流缓慢，血细胞聚集，管襻周围有渗出或可见襻顶出血等。患指（趾）血流量减少。冷刺激试验常为阳性。当典型的雷诺现象发作时，随着指（趾）部出现皮肤苍白、发绀和潮红三色变化的同时，甲皱微循环也出现相应的变化，指（趾）皮肤颜色变白时，可见管襻痉挛变细，管襻内红细胞数减少，血色淡而不易看到；指（趾）部皮肤变紫时，则可见到管襻扩张淤血、血流停滞，血色黯红；当皮肤转为潮红时，管襻扩张充血，血流加快，血色鲜红。

（3）血液流变学检查：可表现为血浆黏度升高，红细胞聚集性增高，红细胞变形性降低。

（4）X 线检查：如指（趾）动脉造影显示手部或足部动脉痉挛，无阻塞性病变存在时，即可明确雷诺病的诊断，并可与其他动脉阻塞性疾病相鉴别。

（5）血流图检查：电阻抗血流图显示主峰角变钝，波幅降低，每分钟波幅量减少。光电末梢微循环显示波形低平似土丘状。以上两项均为气温稍低时所见。

3. 诊断要点

（1）发作时双手指或足趾皮肤颜色㿠白，再青紫，然后潮红。

（2）由寒冷、情绪激动、精神紧张所诱发。

（3）两侧对称性发作。

（4）可见浅表性溃疡。

（5）桡动脉及足背动脉搏动正常。

（6）主要见于年轻女性。

【鉴别诊断】

凡是继发于其他疾病所表现的类似雷诺病的肢端动脉痉挛现象，称为雷诺综合征或雷诺现象，下列疾病常可引起雷诺现象，因此雷诺病需与以下疾病相鉴别。

1. 职业性的肢端动脉痉挛现象　长期使用震动工具所致的气锤症以及钢琴演奏家长期用手指叩击琴键，均可引起肢端动脉血管痉挛而出现雷诺现象。职业史对鉴别诊断意义很大。

2. 挤压性肢端动脉痉挛现象　颈肋、前斜角肌综合征等使臂丛神经和锁骨下血管受到挤压时，亦可引起雷诺现象。但颈肋是一种先天变异，多数无症状，可在颈部或锁骨上窝触及硬块；前斜角肌综合征则是以肢痛为主，当患者头部向对侧旋转时，可使疼痛加剧及桡动脉搏动消失。腕管综合征是因正中神经在腕管内受压所致，部分患者可有雷诺现象，但其主要表现为肢体持续性疼痛、麻木、感觉迟钝，劳累后加重，可有发绀但多无明显间歇。上肢神经传导速度测定：腕管综合征患者传导时间大于 20 秒，而雷诺病患者则正常，小于 5 秒。

3. 结缔组织疾病　尤其是系统性红斑狼疮者，其雷诺现象可出现在其他症状之前，有些无皮肤损害的红斑狼疮患者多有长期反复的发热，关节酸痛，贫血，血细胞计数减少，血清白蛋白降低、球蛋白升高，特别是丙种球蛋白增高，血沉加快，多脏器特别是肾脏损害等表现。如在周围血液或骨髓中能找到红斑狼疮细胞则更能鉴别。又如，硬皮病约有半数患者可有雷诺现象，但硬皮病在急性期血沉加快，球蛋白升高，白球蛋白比例倒置，受累肢端的毛细血管扩张；晚期则在面、颈、胸、肩、臂等处均出现皮肤硬化病变。另外，还应与皮肌炎、类风湿关节炎、结节性动脉周围炎等加以鉴别。

4. 动脉阻塞性疾病　如血栓闭塞性脉管炎、动脉硬化性闭塞症等，均可能并发雷诺现象，但两者大多为男性，病变常在下肢，亦不对称，动脉或动、静脉均受累，足背动脉搏动多有明显减弱或消失，足趾可有坏疽。

5. 手足发绀症　本症亦是一种血管痉挛性疾病，特点是手足皮肤呈持续性均匀的发绀，没有苍白的阶段，范围较广泛，常可涉及整个肢体，发绀时间也较长，暴露于空气中虽可加重，但在温热环境中不能减轻，无局部营养性变化或坏疽，常可伴有皮肤划痕症或手足多汗现象。

6. 网状青斑　亦多见于女性，但本病特点为皮肤呈持续性网状或斑状青紫，无雷诺病的皮肤颜色变化顺序，病变以下肢为多，也可累及上肢、躯干和面部，抬高患肢后，症状可减轻或消失。

此外，本病还需与正常人暴露于冷空气中体表血管的暂时性痉挛症状相鉴别。

【辨证分型】

1. 阴寒证　多为疾病的初期或恢复期。证见畏寒喜暖，肢端发凉，轻者伴有麻木，重则疼痛；遇冷则皮色迅速苍白、青紫，继而潮红，得温则症状缓解，舌质淡，苔薄白，脉沉细无力。有的患者在劳累后发作频繁，患指（趾）苍白迟迟不能转红，其刺痛明显，且置于热水中亦不能减；还可见面色苍白，口淡不渴，大便溏薄，小便清长，舌淡苔白，脉沉迟无力等。雷诺病本证的要点是畏寒肢冷、舌淡苔白。患者素体阳虚，骤受寒冷，寒凝血脉，经脉痹阻，阳气不达四末，故见畏寒喜暖，肢体怕冷发凉，肢端皮肤呈苍白色；脉络闭阻，气机不畅，气滞则血瘀，故继而青紫，瘀血阻滞脉络，不通则痛。冬季寒邪盛，故症状加重。舌质淡，苔薄白，脉沉迟无力均是寒凝血瘀之象。

2. 气滞证　主要表现为患指（趾）肤色变白，继而青紫，最后潮红缓解，情绪改变可明显诱发，并有脘闷胁胀或疼痛，女子月经失调，少腹胀痛，苔薄白、脉弦。雷诺病以情绪改变可频繁发病、平素胸胁闷胀且疼痛为本证的要点。情志改变与肝气关系密切。情志所伤，致肝气郁结、血行不畅，血脉瘀阻，故见患指（趾）肤色变白，继而青紫。肝经布于两胁，统领冲、带，故可见脘闷胁胀或疼痛，女子月经失调，少腹胀痛。苔薄白、脉弦均为气滞之象。

3. 血瘀证　主要表现为遇冷则发病，其青紫阶段持续时间较长，患指（趾）轻度青紫肿胀且疼痛，舌质淡紫或有瘀点瘀斑，脉沉细涩。雷诺病表现为平素指（趾）青紫疼痛及舌脉表现为本证的辨证要点。气血瘀滞，血行不畅，血停聚肌肤脉络中，故肢体持续性青紫、胀痛；受寒冷侵袭，寒凝血瘀更甚，受寒冷则症状加重；瘀血滞留于四末，故指（趾）瘀肿。舌质淡紫或有瘀斑、瘀点，脉沉细涩均血瘀之象。

4. 化热证　多见于疾病后期，久治不愈，患肢皮色常呈青紫，微肿疼痛，指（趾）端可有浅表溃疡，极重者亦见坏疽发生，舌质红、舌苔黄或黄腻，脉多滑数。雷诺病见以上表现为重症，病已积日，郁久化热，出现溃疡为本证要点。病程日久，气郁化热，或寒邪从阳化热，热盛肉腐，故手指或足趾溃疡、坏疽；湿热蕴结，故患指（趾）红肿疼痛。舌质红，舌苔黄腻，脉滑数均为湿热之象。

【辨证诊疗思路与方案】

1. 抓住主证，确定病性　本病以由寒冷、情绪激动、精神紧张所诱发后双手指或足趾冰冷，皮肤先出现颜色㿠白，再青紫，然后潮红为主要表现。掌握以上疾病特点，便于明确诊断，同时，该病还有如下特点：常两侧对称性发作，可见浅表性溃疡，桡动脉及足背动脉搏动正常，主要见于年轻女性。

2. 审证求因，治病求本　根据疾病的不同表现，探求致病原因。如证见畏寒喜暖，肢端发凉，轻者伴有麻木，重则疼痛；遇冷则皮色迅速苍白、青紫，继而潮红，得温则症状缓解，舌质淡，苔薄白，脉沉细无力，多属于阴寒证，治疗上以温经散寒、养血通脉为主。如情绪改变可频繁发病、平素胸胁闷胀且疼痛，患指（趾）肤色变白，继而青紫，最后潮红缓解，女子月经失调，少腹胀痛，苔薄白、脉弦，属于气滞证，治疗应采用疏肝解郁、理气通脉之法。如遇冷则发病，其青紫阶段持续时间较长，患指（趾）轻度青紫肿胀且疼痛，舌质淡紫或有瘀点、瘀斑，脉沉细涩，则属于血瘀证，治疗当以活血化瘀、通脉止痛为主。若疾病后期，久治不愈，患肢皮色常呈青紫，微肿疼痛，指（趾）端可有浅表溃疡，极重者亦见坏疽发生，舌质红、舌苔黄或黄腻，脉多滑数，此时多属化热证，治疗当以养阴清热，活血止痛为主。

3. 辨证治疗

（1）内治法

1）阴寒证

治则：温经散寒，养血通脉。

方药：当归四逆汤、阳和汤或黄芪桂枝五物汤加减。

药用：当归、黄芪、白芍、桂枝、甘草、赤芍、细辛、生姜、大枣。

加减：若偏气虚寒凝者，加党参、白术。若面色少华，指尖变细，偏血虚寒凝者，加鸡血藤、何首乌。若偏阳虚寒凝者，加附片、炮干姜。

2）气滞证

治则：疏肝解郁，理气通脉。

方药：四逆散或逍遥散加减。

药用：柴胡、白芍、茯苓、甘草、当归、红花、枳实、香附、桂枝、郁金、薄荷、生姜。

3）血瘀证

治则：活血化瘀，通脉止痛。

方药：桃红四物汤加减。

药用：桃仁、红花、当归、丹参、白芍、川芎、柴胡、桂枝、木香、甘草、全蝎、细辛等。

4）化热证

治则：养阴清热，活血止痛。

方药：四妙勇安汤加减。

药用：金银花、玄参、丹参、川芎、白芍、葛根、石斛、当归、地龙、全蝎、乌蛇、蜈蚣、生甘草。

（2）外治法

1）熏洗无溃疡和坏疽者，可用中药熏洗患肢。

a. 透骨草、川楝子、姜黄、海桐皮、威灵仙、川牛膝、羌活、白芷、苏木、五加皮、红花、虎杖、川椒、乳香、没药各适量。煎汤先熏洗患部，待水温适宜后（40℃左右），再用药水泡洗，每日 1～2 次，每次 30 分钟。具有活血止痛、散寒通络的作用。

b. 甘遂、甘草各等量，煎汤熏洗患部，方法同上。

c. 生姜 120g，甘草 60g，葱根 7 个，煎汤熏洗患部，方法同上。

2）清创换药：已有溃疡和坏疽者，则需注意清创换药。

每 1～2 日换药 1 次，可用生肌玉红膏（久不收口者用）、养阴生肌散。

4. 其他疗法

（1）中成药

1）复方丹参片：适用于各个证型，但阴寒较重者不宜多服、久服。

2）人参鹿茸丸：适用于阴寒证，有化热征象者不宜使用。

3）加味逍遥丸：适用于气滞证。

（2）针灸

1）体针：上肢可取曲池、内关（或外关），合谷透后溪；下肢可取足三里、三阴交、绝骨、血海。手法可用强刺激，每日 1 次，每次留针 15～30 分钟。

2）耳针：可取心、肾、皮质下、交感、内分泌等穴。手法采用强刺激，每日 1 次，不留针。

3）灸法：取穴①大椎、至阳、命门、上脘、中脘；②足三里、膈俞、脾俞、胃俞、肾俞。每次选第 1 组穴位 2 个，第 2 组穴位 1 个，隔日 1 次，每次灸 7~9 壮。针灸是较好的辅助治疗方法，适用于各证患者，但化热证患者不宜使用灸法。

4）药物穴位注射疗法：常用穴位为上肢取曲池、尺泽、内关、外关等；下肢取足三里、三阴交、绝骨、血海等。

a. 丹参注射液。每次 2~4ml，取患肢两个穴位交替注射，每日 1 次，30 次为 1 个疗程。

b. 当归注射液，每次 2ml，用法同前。

c. 维生素 B 注射液 50~100mg，用法同前。

d. 血管舒缓素 10U，用法同前。

（3）西医治疗

西药的主要作用是抑制交感神经的作用或直接松弛血管平滑肌，使血管扩张，以起到解除血管痉挛的作用，对本病各个证型均可酌情使用，常用药物有：

1）毛冬青片：口服，每次 5 片，每日 3 次。肌内注射剂：每次 2~4ml，每日 2 次。

2）利血平：口服，每次 0.25mg，每日 3~4 次。有消化性溃疡者及孕妇慎用。

3）胍乙啶：口服，每次 5~10mg，每日 3 次。可与苯氧苄胺合用，对于症状较轻者有效率可达 80% 以上。但有心力衰竭和高血压危象者忌用。

【治疗难点与对策】

该病治疗困难，病情易复发。中医认为雷诺病属于四肢厥逆证范畴，其发病多为阳虚寒凝、肝郁气滞、气血虚弱致四肢筋脉得不到濡养，肢端失养而出现冷、麻、胀、痛等症。依据发病诱因、临床表现及特点，采用辨证施治的原则，针对不同证型进行辨证论治。同时结合西医学对该病的认识，中西药合用，抑制交感神经或直接松弛血管平滑肌，使血管扩张，以起到解除血管痉挛的作用，故能取得事半功倍的治疗效果。在上述治疗的同时，还应帮助患者树立战胜疾病的信心，保持心情舒畅，避免怒伤肝气，同时注意防寒保暖，避免烫伤及冻伤，适当身体锻炼，严格戒烟，预防外伤感染，以促进循环，及早康复，从而提高疗效，控制复发。

　　针对本病容易复发的特点，中医治疗不仅要关注患者有明显症状的时期，在取得疗效后，尤其应该重视巩固治疗。要特别注意本病局部表现背后的全身因素，只有积极调整人体整体的阴阳失调，才能做到祛除病因，才能使疗效巩固。针对整体的治疗意义不亚于针对局部症状的治疗。在这个阶段，尤其要注意根据患者的具体情况辨证论治，而不能仅仅使用温经通络一法。例如，有的医家发现雷诺病临床表现有肢凉、麻木等阳气虚、寒凝血滞征象，其中部分患者又有不同程度的恶心纳呆、心烦善怒，兼有肝郁之象，说明这部分患者的发病与肝经有密切关系，在治疗上，需审证求因，以黄芪桂枝五物汤或当归四逆汤、阳和汤加减，温经散寒，养血通脉；又与四逆散或逍遥散加减以疏肝解郁，理气通脉，取得较好效果。说明中医辨证施治从整体综合分析在临床是很重要的。

三、研究方向

1. 研究引发雷诺病的各种因素，如四时气候、生活与社会环境的变化对机体血脉的影响；现代生活方式和行为导致机体的七情变化与血脉、脏腑气血功能紊乱的关系；饮食习惯和不节等影响脏腑运化与气血在血脉中运行的相关因素；先天禀赋不足（遗传或缺陷）与天癸衰竭等作用于血脉的内在基因物质；易感体质；以及相关疾病（高血压病、糖尿病）等。

2. 研究包括与血脉相关的脏腑、经络；血的有形物质与作用于血的无形之气；脉管的调控因素等雷诺病的生理功能和病理变化。例如，营气、心气（主脉）、肺气（朝百脉）等气行血与血载气的实质（血流动力、气体交换、血管因素等）；经络与血脉相互作用对气血的影响（调节血液循环的神经体液结构）；脉中血气的"子午流注"规律；血瘀（目前研究最为广泛，如凝血与抗凝纤溶等）；无形之痰（高脂血症）与脾的运化关系；痰与血结成瘀的内涵（高脂血症与血小板活化因子等）；运用五行学说探讨脏腑间失衡与雷诺病的关系；雷诺病变证的先兆、途径、致病的亲和因素；雷诺病的临床证候分类与疗效评定标准等。此外，在雷诺病的动物模型及药理实验研究等方面，西医学将提供广泛和可靠的技术支持。

3. 研究针对病因的有效防治措施，提高中医对雷诺病的防治水平。例如，可着重于补肾（防衰老）、疏肝（调节血管）、健脾化湿与宣通肺气（无形之痰）、补益心肺（促进血流）、活血化瘀（改善血黏度和微血栓）、温通经脉（改善血管弹性）、以形补形（基因疗法）等药理研究，运用现代科技手段探索单方或组方的有效成分，以理想的剂型应用于临床治疗。此外，还包括情志调节、运动形式、饮食、气功、针灸疗法、敷贴的皮透疗法、按"子午流注"规律调控治疗时间等。

4. 按中医理论对血痹学说进行多学科、全方位深入研究，有利于突破生物医学研究循环系统的局限。引入新理念和新技术，形成中医研究血脉系病变与防治的完整体系，有助于现代中医学的发展。

第五章
下肢深静脉血栓形成

　　下肢深静脉血栓形成（deep vein thrombosis，DVT）是在某些情况下血液在静脉腔内凝结并阻塞静脉腔，导致静脉回流障碍引起血栓远端静脉高压和肢体肿胀、疼痛及浅静脉扩张等临床症状的一种常见的周围血管病。属中医的"脉痹""肿胀""血瘀流注"等范畴。1994年国家中医药管理局颁布的"中医病症诊断疗效标准"将该病明确命名为"股肿"。本病多发生在下肢及盆腔静脉，通常累及髂股静脉，股腘静脉等。上肢较少见，通常累及腋、锁骨下静脉。下腔静脉血栓形成一般是由于一侧髂股静脉血栓向上繁衍所造成的。上腔静脉血栓形成临床少见。本病急性期主要表现为肢体肿胀、疼痛，沿静脉血管走行压痛和局部温度相对增高等，急性期过后血栓机化，静脉瓣膜遭到破坏，则表现为肢体肿胀、色素沉着甚至溃疡形成等深静脉功能不全的症状。严重的下肢深静脉血栓形成由于患肢极度肿胀，对动脉造成压迫或动脉痉挛，导致下肢血供障碍，形成股青肿，可能导致肢体坏死。另外，本病急性期血栓易脱落致肺栓塞，严重者可能危及生命。

一、中医研究现状

【古文献研究】

如前所述，"股肿"一词为国家中医药管理局 1994 年颁布的"中医病症诊断疗效标准"所提出，古文献中没有记载。现代诸多文献均将本病归属于"脉痹""肿胀""血瘀流注"等范畴。经仔细搜索《中华医典》中"脉痹""肿胀""血瘀流注"等论述，未见有与"股肿"一病确切吻合的内容。

古文献中对脉痹的认识多来源于《内经》对脉痹的论述。《素问·痹论》云："风寒湿三气杂至合而为痹。痹者，闭也……其有五合着何也？岐伯曰：以冬遇此者为骨痹……以夏遇此者为脉痹……"后世医家对痹症的阐述多是对《内经》中此段论述的注释或延伸。其中论述分析最为精当者应属《杂病源流犀烛·诸痹源流》，其文曰："诸痹，风寒湿三气犯其经络之阴而成病也……痹者，闭也。三气杂至，壅蔽经络，血气不能随时祛散，故久而为痹，或遍身或四肢挛急而痛……入于血，则凝而不流为脉痹……然痹之为病，每各以时遇。如冬气在骨，遇三气故成骨痹……夏气在脉，遇三气故成脉痹。"由上面的论述我们可以看出，脉痹指血脉闭阻不通的一类疾病，其基本病因为夏季感受风寒湿邪。基于这些认识，我们可以认为古文献之脉痹可能包括西医学的血栓闭塞性脉管炎、动脉硬化闭塞症、血栓性浅静脉炎、深静脉血栓形成等诸多周围血管疾病。其临床症状如何呢？《素问·四时气逆从论》云"阳明有余，病脉痹，身时热。"（阳明，燥金之气也，其气有余则病燥，故脉不行而痿痹。阳明主肌肉，故身时热。）《内科通论·杂病广要》亦云："脉痹者，即热痹也，脏腑移热，复遇外邪客搏经络，留而不行，其证肌肉热极，皮肤如鼠走，唇口裂，皮肤色变。"从这些论述来看，脉痹似与血栓性浅静脉炎相仿。另外，回顾《内经》中关于脉痹传变规律的记载，"脉痹不已，复感于邪，内舍于心……心痹者，脉不通，烦则心下鼓，暴上气而喘，嗌干善噫，厥气上则恐。"大意是脉痹不已，复感外邪，内舍于心，或因正气不足，六淫邪气入心，致心脉痹阻不通。临证见胸闷、心悸、气短，甚或咯血、水肿、突然气喘心慌的一类病证。西医学已明确认识到周围血管病与心脑血管疾病的同源性，据统计动脉硬化闭塞症的患者 70% ~ 80% 合并冠状动脉硬化。从这一传变规律看，《内经》中所论的脉痹与动脉硬化一类的缺血性动脉疾病更相似。

古代文献对"肿胀"的论述颇多，但从其临床症状分析，多相当于西医学因为心、肝、肾疾病所致的头面或四肢水肿，或周身水肿甚至腹水，而不是"股肿"一病所致单侧肢体肿胀。《一见能医·病因赋》云："肢肿者，四肢作肿也。盖四肢者，脾之脉络也，脾有所郁，气血不调，以至四肢作肿，大抵滞于血，则肿痛难移，滞于气则俯仰不便。行血宜芎归汤加丹皮、白芷、秦艽、续断，行气宜二陈加厚朴、山楂、白术、黄芩。"这段论述不但提出了肢体肿胀的原因为脾郁气血凝滞，而且还提出了相应的治疗方药。这与现代多数学者将"股肿"后期辨证为脾虚湿阻或气虚血瘀基本相同。

至于"瘀血流注"，古文献论述也很多，但多与西医学之外伤血肿类似，如《骨伤通论·跌打损伤回生集》云："瘀血流注黑紫，或伤眼目，用大黄姜汁调和，一夜一次涂。"《世医得效方》亦云："治打仆有痕伤，瘀血流注。半夏为末，调涂伤处，一宿不见痕"，显而易见，均是对外伤瘀血的治疗。也有个别的描述与"股肿"有些类似。如《杂病源流犀烛》所论："血肿一症，尤为奇害，其为状四肢水肿，皮肉间必有红痕赤缕，皆血溢离经，留滞于中，与水湿相化，因变为水也（宜调茶饮，或酌用代抵挡汤）。"其症状描述与"股肿"有相似之处，其所用方剂亦为"股肿"治疗常用之剂。又有《医述·女科原旨·产后》曰："产后血泄过多，气因血耗，不能逐瘀下出。反流注经络，阻塞关节。证见发热恶寒或肿或痛。"此段论述明确指出肢体肿胀因于产后气虚血瘀，与西医学的观点较为一致。清代吴谦

《医宗金鉴》亦云："产后闪挫，瘀血作肿者，瘀血久滞于经络，忽发则木硬不红微热。"明确提出产后脉络损伤，瘀血滞于经络为肿胀之因，且表现为肢体忽然木硬不红微热，均与"股肿"一病颇为相似。

从以上文献回顾中可以看出，有些记载在病因病机方面与"股肿"类似，有些描述在临床表现或治疗原则上与"股肿"相仿。但遗憾的是作为"股肿"一病最具有鉴别意义的典型症状——单侧肢体肿胀，在以上所有的论述中均未提及，因此，对于"股肿"一病的古文献研究尚需进一步考证。

【中医治疗现状】

长期以来，中医学对下肢静脉血栓形成的病因病机的认识基本达成共识，认为手术、外伤、妊娠、长期卧床、制动等因素损伤营气，气伤而血行不畅，导致瘀血阻于络道，脉络滞塞不通，不通则痛，营血回流受阻，水津外溢，聚而为湿，停滞肌肤则肿。血瘀而生热或感湿热之邪，则表现为患肢灼热。总之，湿、热、瘀、虚是本病的主要病理基础，湿热与瘀血是主要致病因素。医家针对本病湿、热、瘀、虚的病理特点，从不同角度进行辨证分型，多数医家将本病分为湿热、瘀阻、气虚（或脾虚、或阳虚）三型，各型名称大同小异。也有医家结合病期分型，提出本病早期（急性期）多属湿热瘀阻型；中、后期（慢性期）多为气虚瘀滞、脾虚血瘀、寒湿瘀阻型；后遗症者则以脾虚湿阻型为常见。现就 DVT 的中医治疗现状综述如下。

1. 辨证论治　尚德俊对湿热下注型，治以清热利湿、活血通络，方用四妙勇安汤加味；血瘀湿重型，治以活血化瘀、利湿通络，方选茵陈赤小豆汤加减；脾肾阳虚型，治以温肾健脾、利湿通络，方用温阳健脾汤加减。同时应用低分子右旋糖酐加入丹参注射液静脉滴注。侯玉芬用此法治疗本病 116 例。临床治愈 44 例，显效 40 例，好转 28 例，总有效率为 96.5%。金文银等认为本病湿热下注者治宜清热利湿兼活血化瘀，方用四妙散合四妙勇安汤加减（黄柏、玄参、当归、蒲公英、车前草、紫草、苍术、牛膝、熟大黄、薏苡仁、丹参）；脉络湿瘀者治宜活血化瘀兼以利湿通络，方用四妙勇安汤化裁（玄参、当归尾、益母草、车前草、紫草、丹参、制大黄、赤芍、虎杖、薏苡仁、牡丹皮）；脾虚湿阻者治宜健脾渗湿、活血通络，方用参苓白术散加减（黄芪、薏苡仁、赤小豆、党参、白扁豆、车前草、茯苓、鸡血藤、忍冬藤、土鳖虫、当归、丹参、白术、川牛膝）。治疗DVT 45例，临床治愈35例，显效5例。总有效率95.56%。与西药对照组比较疗效显著（$P < 0.05$），腿围及纤维蛋白原改善明显，也优于对照组（$P < 0.01$）。杜丽苹等根据临床症状辨证分为3型，并采用传统方药治疗。湿热下注型方用四妙勇安汤加减，血瘀湿重型方用血府逐瘀汤加减，脾肾阳虚型方用真武汤加减。治疗DVT患者182例，198条肢体，治愈109例，显效55例，进步19例，无效9例。张志勇辨证治疗DVT，湿热下注型治以清热利湿、活血化瘀为主，予四妙勇安汤加味（金银花、玄参、川牛膝30g，当归、赤芍各15g，黄柏、苍术、茯苓、木瓜、防己各10g，甘草6g）；血瘀湿重治以活血化瘀、利湿通络，予活血通脉饮合二妙丸加减（川牛膝30g，防己15g，赤芍、当归、土鳖虫、炮山甲各10g，茯苓、川芎各12g）；脾肾阳虚型治以温肾健脾、活血利湿，内服温肾健脾方药（黄芪、党参、山药、川牛膝、鸡血藤、丹参各15g，木瓜、白术各12g，当归、防己各10g）。103例患者中，治愈65例（63.11%），显效29例（28.16%），进步9例（8.73%），总有效率为100%。陈淑长对脉络湿热证（发生于下肢，患肢肿痛，皮色红，皮温升高）治以清热利湿、活血通络之法，方在三妙丸的基础上化裁，或萆薢渗湿汤加活血化瘀药物。脉络湿瘀证（患肢肿痛，也可见于上肢发病以及湿热下注恢复期）治以活血化瘀、利湿通络之法，方用自拟活血利湿汤加减：丹参、赤芍、桃仁、牛膝、赤小豆、生薏苡仁、木瓜、泽兰、丝瓜络、生黄芪。脾虚湿阻证（久病不愈或反复发作）治以健脾渗湿、活血化瘀之法，重视脾在深静脉血栓形成过程中的作用，恢复期重视健脾利湿益气，药用参苓白术散加活血化瘀药物。

唐祖宣治湿热蕴毒型以化湿行痹、清热解毒，药用黄柏、玄参、薏苡仁、当归、苍术、金银花、连翘、甘草、黄芪、板蓝根；湿热瘀阻型以清热祛湿、和瘀通络，药用苍术、黄柏、丹参、红花、赤芍、当归、玄参、金银花、黄芪、甘草；阴虚瘀阻型以清热、益气、活血，药用黄芪、白芍、丹皮、生地、红花、蜈蚣、全蝎、水牛角、当归、金银花。他认为，除湿热期外各型都重用黄芪是有益的。对初愈的患者，可配合大黄蟅虫丸合犀黄丸内服，共治疗44例，临床治愈19例，显著好转16例，有效7例，总有效率为95.5%。

2. 分期论治　　奚九一认为本病为诸邪入络、郁滞化热、血热煎熬而成血瘀。其本着"因邪致瘀，祛邪为先"的辨证施治原则，对本病进行分期论治，急性期以血热壅滞为病机关键，以清营凉血、泻瘀通络为大法，药用牛角片、紫草、益母草、生大黄、玄明粉等；亚急性期，以"邪热"与"瘀滞"并存为病机，治以凉血化瘀之法，药用紫草、益母草、赤芍、丹皮、制大黄、三七粉、甘草等；慢性期证属气虚湿滞，治以益气、化瘀、利湿之法，药用黄芪、党参、苍术、白术、茯苓皮、益母草、当归、生薏苡仁、马鞭草等。其经动物实验证实早期所用清营化瘀冲剂能有效抑制血小板聚集，改善血液高凝状态，有明显抗凝作用；能较好降低血浆纤维蛋白原含量，延长凝血时间，具有明显溶栓作用；能控制血流及周围组织炎变，较快地修复血管内皮细胞，从而消溶血栓和防止再栓可能。杨修身对急性期患者用川牛膝、生石膏、防己、萆薢、桂枝、桑叶、滑石、通草、丹皮、黄芩、薏苡仁、杏仁、金银花、红花配合芒硝外洗患肢；慢性期用党参、川牛膝、防己、萆薢、桂枝、茯苓、通草、苍术、黄柏、红花、丹参、薏苡仁、泽兰，并用当归活血酒擦洗。治疗65例，治愈52例，显效3例，好转8例，总有效率为96.9%。

3. 专方专药　　临床医家在探讨本病的诊疗规律过程中，运用辨病与辨证相结合，总结出许多颇为有效的固定方药。瞿梅增等用补阳还五汤加味[生黄芪35g，桃仁10g，当归15g，红花6g，赤芍20g，川芎10g，地龙6g，虻虫6g，土鳖虫6g，水蛭粉（吞）5g，制乳香5g，制没药5g]，配合复方丹参注射液治疗DVT 62例，结果治愈31例，好转26例，总有效率为92%。梁卫等以四妙丸加味（黄柏10g，苍术10g，川牛膝10g，生薏苡仁20g，金银花10g，虎杖15g，紫草15g，泽泻10g，车前子10g，桃仁10g，牡丹皮

10g，丹参10g）治疗下肢深静脉血栓形成90例，显效78例，好转9例，总有效率96.7%。马建波选用抵当汤合四妙勇安汤（水蛭8g，虻虫2g，大黄12g，桃仁10g，金银花30g，玄参30g，当归20g，甘草10g，草薢12g，牛膝12g）治疗DVT19例，临床治愈16例，显效2例，认为抵当汤破血逐瘀、疏通脉络为主，四妙勇安汤清热解毒为辅，两者合一，具有扩张血管、改善微循环、降低血液黏度、改善血液高凝状态、疏通血栓的作用。张开伟等运用加味补阳还五汤（黄芪60g，地龙15g，当归12g，桃仁10g，红花10g，川芎12g，赤芍12g，三棱10g，莪术12g，泽泻12g，茯苓15g，牛膝12g）治疗创伤引起的DVT131例，临床显效率为62.59%，较通塞脉组（显效率为48.78%）有明显差异（$P<0.05$），认为创伤所致的DVT多为气虚血瘀型，加味补阳还五汤对气虚血瘀型DVT有明显治疗作用，本方能明显地降低血沉、纤维蛋白原、全血比黏度等血液流变学指标。杨剑以桃红四物汤、四妙散（当归、川芎、赤芍、桃仁、红花、苍术、生薏苡仁、川牛膝、桂枝、生黄芪、陈皮、半夏、白芥子、益母草）为基本方，治疗DVT48例，痊愈23例，有效21例，总有效率为92%。杨博华等用行气活血、清热利湿中药（生黄芪30g，当归15g，川牛膝15g，香附10g，延胡索10g，地龙20g，土茯苓25g，鸡血20g，泽泻25g，红花10g，苍术15g，黄柏10g）治疗DVT30例，临床治愈8例，显效15例，有效6例，总有效率为96.67%。郭小青等自拟化痰通络方（半夏12g，天南星12g，川贝母12g，干姜皮9g，冬瓜皮30g，丝瓜络9g，桔梗12g，牛膝12g）治疗DVT后遗症患者36例，治愈12例，有效17例，总有效率为80.5%。郭彩云应用三藤汤（鸡血藤、忍冬藤、红藤各15g，益母草12g，泽兰、泽泻、牛膝各10g）治疗下肢急性深静脉血栓形成42例，治愈29例，显效9例，有效3例，无效1例，总有效率为97.62%。三藤汤方中鸡血藤、红藤、忍冬藤通经活络、舒畅气机；益母草、泽兰活血利水、祛瘀生新；泽泻淡渗利湿行水；牛膝行血兼引药下行，诸药共奏活血利水、消肿止痛之功。汤鲁霞等报道用化瘀利湿汤（三棱10g，莪术10g，水蛭12g，蜈蚣2条，泽兰8g，泽泻8g，川牛膝15g，车前子15g，土茯苓30g，白花蛇舌草15g，炙黄芪30g，当归

12g，甘草梢 6g），治疗 DVT 60 例，临床治愈 20 例，显效 28 例，进步 l2 例，临床愈显率为 80%，总有效率为 100%。

另外，张学颖认为痰瘀交结可致"股肿"，一方面痰邪滞于下肢阴脉，使血液运行障碍而致瘀血形成，痰瘀互结，阻滞脉道，营血运行受阻，水津外溢而出现下肢肿胀之股肿证；另一方面，外伤、分娩、手术等使脉络损伤，瘀血（离经之血）阻于下肢阴脉，营血运行受阻，水津外溢，聚而为湿，湿聚为痰，痰瘀互结，阻于脉道，更碍气血运行，而致股肿之证。他自拟祛痰浚血汤治疗痰瘀股肿取得满意效果。基本方：苍术、白术、茯苓、红花各 15g，半夏、黄柏、川牛膝、香附各 10g，丹参、黄芪各 30g，当归 20g，延胡索 12g。水煎服，药渣再煎汤熏洗、热敷患肢。

河北省石家庄长城医院血管科，以中药脉痹饮配合小剂量溶栓抗凝疗法治疗陈旧性下肢血栓，取得显著疗效。治疗组 100 例患者中，96 例临床症状消失，下肢同高腿围差值 <0.5cm；4 例（下腔静脉血栓 2 例）临床症状减轻，但未完全消失；多普勒超声检查结果 62 例，完全再通，占 62%；34 例部分再通，占 34%；只有 4 例无效，占 4%，总愈显率为 96%。对照组 50 例完全再通 6 例，占 12%，部分再通 13 例，占 26%，31 例无效，占 62%，总愈显率为 38%。脉痹饮以当归、川芎、生地、赤芍、丹皮等活血化瘀改善微循环为主，以苦参、草薢、黄芩去湿消肿，生地、赤芍、丹皮、紫草、黄芩等凉血清热为辅，佐以川牛膝活血化瘀、引血下行直达病所。

4. 外治法

（1）熏洗法：李平采用硝矾洗药（内含朴硝 25g，硼砂 l5g，明矾 10g）治疗下肢深静脉血栓形成 30 例，对照组未用硝矾洗药，两组均根据辨证论治内服中药，配合静脉抗栓药物。结果治疗组治愈率为 66.67%，对照组 26.67%。武来兴等采用洗药 3 号辅助治疗：当归 9g，川续断 9g，川芎 9g，透骨草 6g，防风 6g，荆芥 9g，伸筋草 12g，乳香 6g，没药 6g，羌活 9g，五加皮 9g，红花 10g，姜黄 9g。熏洗患肢，均使疗效明显提高。张学颖用八味通脉汤口服，药渣熏洗、热敷患肢，结合舒脉酒（黄芪、丹参、当归、白酒）治疗 38 例，治愈 l6 例，显效 12 例，进步 7 例，无效 2 例，失访 l 例，总有效率为92.1%。

（2）外敷法：戴丽萍等采用外敷水调散（黄柏、煅石膏），配合中西医结合治疗下肢深静脉血栓形成142例，结果治愈62例，有效77例，无效3例，总有效率为98%。侯玉芬等对急性期取冰硝散（冰片2g、芒硝500g）外敷，以止痛消肿，治疗92例，冰硝散外敷3天后，患肢疼痛消失42例，肿胀减轻83例；外敷5~7天，92例患者疼痛完全消失，肿胀均有不同程度的减轻。王静等治疗下肢深静脉血栓形成急性期过后用红花散（丹参、延胡索、川芎磨粉，冰片压碎，加红花搅匀）外敷，配合静脉、口服用药等治疗30例患者，21例治愈，6例好转，2例无效，总有效率为93%。

【中医治疗现状的评价】

综上所述，中医治疗下肢深静脉血栓形成，注重审证求因、辨证施治，特别是活血化瘀药物有抗血栓形成及改善血流变的作用，在调节人体凝血机制，加快血栓溶解、机化、再通及侧支循环建立方面，有着可靠的疗效；在安全性方面，优于西药。急性期配合使用中药可显著降低溶栓抗凝药的用量。在病史较长的后遗症期尤能发挥其整体观念、辨证施治的优势，显著提高患者的生活质量，甚至使陈旧性血栓"冰雪消融"。在西医学发展突飞猛进的今天，手术取栓、介入溶栓，甚至机械再通、成形，在深静脉血栓形成的治疗中都得到了广泛的尝试和应用，但仍有难以取效的病例，因为人体血栓形成和溶解是多因素参与的、复杂的过程，上述治疗方法均未针对病因进行治疗，即使短期疗效确切，能否保持疗效，防止复发值得研究。而中药内服外用及静脉多途径给药，能从多角度调整人体的生理状态，多环节参与溶栓过程，促进血栓的溶解和吸收，促进侧支循环的建立。奚九一已通过实验证实，急性期口服清营一号能可降低纤维蛋白原含量，延长凝血酶时间。如林少辉等发现单纯的内服方法治疗下肢DVT疗效较差，但配合使用双柏散外敷后，却收到良好的疗效。实验研究发现双柏散具有抑制无菌性炎症反应、降低创伤局部组织液压、促进血肿吸收、延迟凝血时间、降低血液黏稠度等功效，故有溶栓、抗凝、改善血液循环和促进侧支循环建立的作用，使肿胀迅速消退。作为广泛应用临床的重要有效成分提取物川芎嗪，亦被实验研究证实，可有效地置换吸附在血管壁表面的血小板，增强血小板膜的流动性，从而降低其黏附作用，能兴奋腺苷酸环化酶，升高含量，置换血小板膜上的钙离子，进一步抑制血小板的聚集，能直接激活前列环素合成酶，使血管内皮细胞释放增加，同时抑制血栓素合成酶活性而降低含量，维持平衡，还能抑制促内皮细胞释放内皮素的作用，减轻病变血管的收缩。上述临床经验及实验研究充分证实，中医药在下肢深静脉血栓形成的治疗中有着不可替代的重要作用。

二、中医诊疗策略

【病因病机】

本病是由创伤或产后长期卧床，以致肢体气血运行不畅，气滞血瘀，瘀血阻于脉络，脉络滞塞不通，营血回流受阻，水津外溢，聚而为湿，而发本病。

1. 血脉损伤 跌仆损伤、手术等可直接伤害人体，使局部气血凝滞，瘀血流注于下肢而发本病。

2. 久卧伤气 产后或因长期卧床，肢体气机不利，气滞血瘀于经脉之中，营血回流不畅而发本病。

3. 气虚血瘀 多因年老、肥胖、瘤岩等，致使患者气虚，气为血帅，气虚则无力推动营血运行，下肢又为血脉之末，故易发生血脉阻塞。

西医学认为，静脉血栓形成的三大因素为：血流缓慢、静脉损伤和血液的高凝状态。以上任何一个单一因素，都不足以致病，必须是三种因素综合作用的结果。手术、创伤、分娩等均是深静脉血栓形成的诱发因素。

【诊断】

1. 临床表现 深部静脉血栓形成多发生于下肢。多见于肢体外伤、长期卧床、产后、肿瘤和其他血管疾病及各种手术、血管内导管术后。发病较急，主要表现为单侧下肢突发性、广泛性的粗肿、胀痛，行走不利，可伴低热。后期可出现浅静脉扩张、曲张，肢体轻度水肿，小腿色素沉着以及皮炎、臁疮等。由于阻塞的静脉部位不同，临床表现不一。

（1）小腿肌肉静脉丛血栓形成：本病是指血栓发生在小腿肌肉内的静脉丛，由于未涉及主干静脉，故不至于影响血液回流，激发的炎症反应程度也较轻，临床表现小腿部胀痛，尤其是步行时疼痛明显，局部有压痛；肿胀部位限于小腿下部和足、踝部，行走活动后加重，休息卧床后肿胀减轻；直腿伸踝试验（Homans 征）、压迫腓肠肌试验（Neuhof 征）呈阳性反应；浅静脉多正常；小腿至足踝肤温增高；患肢小腿皮肤颜色早期无明显改变，病变后期可有小腿内侧皮肤颜色加深、呈褐色点状或片状改变。

（2）髂－股静脉血栓形成：髂－股静脉血栓形成指髂总、髂外到股总静脉的范围内有血栓形成，临床上又分为原发性和继发性两种。

1）原发性髂－股静脉血栓形成：血栓形成位于髂股静脉，发病率比小腿肌肉丛静脉血栓形成低，左侧多见，主要临床特征为起病急骤，全下肢明显严重肿胀，同侧髂窝或腰背部、股三角区疼痛、压痛，以股三角区最明显，体格瘦弱者尚可扪到股静脉充满血栓所形成的条索状物。浅静脉扩张属于代偿性，以增加髂－股静脉阻塞平面远侧的静脉血回流，在受累侧下腹部和髋部都可看到浅静脉曲张。全身反应较轻。整个患肢皮色黯红，皮温高，如为急性血栓形成，使髂－股静脉广泛闭塞，则可出现患肢皮色的广泛青紫，临床上称之为股青肿，是下肢深静脉血栓形成最严重的类型。

2）继发性髂－股静脉血栓形成：血栓起源于小腿肌肉静脉丛，通过顺行性扩展，累及下肢整个髂－股静脉系统，形成与原发型逆行扩展到整个下肢相同的混合型病变。混合型是临床上最常见的类型，而继发性髂－股静脉血栓形成又是酿成混合型的主要原因。继发性髂－股静脉血栓形成，一般起病方式隐匿。症状开始轻微，直到髂股静脉受累时才被发现。由于开始时小腿就被累及，故演变远比原发型迅速，而且程度严重。

（3）上肢深静脉血栓形成：上肢深静脉（腋静脉－锁骨下静脉）血栓形成多数都是在患肢进行不习惯活动或上肢直接受击后，骤然发病；或继发于上肢深静脉留置之后。主要临床表现是患侧上肢肿胀、疼痛、发绀和静脉曲张。全身症状不明显。体征可见：患侧上肢肤温升高；患肢呈紫红色斑片状或发绀，以前臂和手部较为明显。一般无营养障碍性改变。动脉搏动一般不受影响，个别患者可因严重痉挛而使动脉搏动减弱。整个患肢均有明显的凹陷性水肿，近侧较远侧重，甚至可累及胸壁和肩部。一般不出现溃疡、坏死和坏疽性改变。

（4）深静脉血栓形成后综合征：深静脉血栓形成再通后，由于静脉瓣膜破坏，静脉逆流逐渐替代了回流障碍，引起远端静脉高压和瘀血等症状。临床表现与下肢深静脉瓣膜关闭功能不全相似，主要表现为浅静脉曲张和小腿色素沉着、溃疡，活动后下肢疼痛、肿胀加重，平卧休息后症状减轻，并有既往深静脉血栓形成史及朝轻暮重为特点的典型症状。

（5）肢体肿胀范围与血栓部位的关系：髂－股静脉血栓形成时，患肢胀痛，整个下肢广泛肿胀。当血栓向上发展延伸至下腔静脉，则出现腹股沟、臀部、腰部和下腹壁肿胀，以及两下肢明显肿胀，可见下腹壁、胸壁浅静脉曲张和毛细血管怒张。如血栓伸延至肾静脉时，尿液检查可有异常。血栓累及肾静脉以上，可并发肝后型门脉高压症，出现黄疸、腹水等。小腿深静脉血栓形成，可有小腿胀痛，紧韧感和压痛，足部和踝部轻微肿胀。腘静脉血栓形成，则出现足部、踝部和小腿肿胀。

下肢深静脉血栓形成在发病的 4 周内，由于血栓松脆，与静脉内膜粘连不够牢固，所以血栓容易脱落，可能并发肺栓塞，应引起注意。但微小的血栓碎块栓塞肺部往往症状比较轻，患者可有胸痛、咯血、发热等。胸部 X 线检查，可见肺叶炎性改变，胸腔渗液等。

2. 辅助检查

（1）多普勒检查

1）急性深静脉血栓形成

a. 多普勒听诊：将多普勒超声探头置于可疑有深静脉血栓形成的深静脉体表上，倾听静脉血流声变化，如自然静脉血流声减弱或消失变为连续性；同时压迫肢体远端时静脉血流增强声亦减弱或消失。则可诊断急性深静脉血栓形成。

b. 体积描记仪检查：各种体积描记仪诸如阻抗（IpG）、空气（APG）、应变（SPG）和光电（PPG）等，均适用于检查肢体的深静脉血栓形成，如测得其最大静脉容量（MVC）和最大静脉回流量（MVO）有明显减低，则应考虑有深静脉血栓形成。

上述各种方法对胸部以上深静脉血栓形成的诊断，虽然都能达到90%以上的诊断准确率，但对小腿的深静脉血栓形成诊断准确性较低。

2）复发性深静脉血栓形成

a. 多普勒超声波或体积描记仪检查：先用多普勒超声波或体积描记仪检查，确定是否有深静脉血栓形成，并与过去的检查结果相比较，如检查结果比过去范围扩大，则应考虑为复发深静脉血栓形成。

b. 放射性^{125}碘维蛋白原摄取试验：如上述检查结果病变部位与过去相同，则应进一步用放射性^{125}碘纤维蛋白原摄取试验，以说明是否在原有病变的基础上有新的血栓形成，即复发性探静脉血栓形成。

（2）彩色超声波检查：彩色多普勒（CDFI）既可获得血管壁、血管腔和管周结构的二维图像，又可动态观察血流状态和侧支循环情况。可判断血栓部位，确定病变范围，了解管腔阻塞程度，评价疗效，弥补X线造影的某些不足。文献报道多普勒超声检测出下肢深静脉血栓的敏感度为88%~98%，特异性97%~100%，准确性97.8%。因此，对下肢深静脉的彩色多普勒超声检查应视为常规检查，尤其对有高危因素、缺乏典型临床表现的患者，应引起注意。CDFI是一种无创性检查方法，有快速、安全、准确、可重复等优点，操作简单，便于临床推广应用。但是，如果应用不当也可出现误诊和漏诊。

1）主要诊断标准

a. 静脉腔内强弱不等的实性回声，部分或全部占据血管腔。

b. 探头加压，静脉管腔不能被压瘪或部分压瘪。

c. 深静脉完全栓塞时，脉冲和彩色多普勒在病变处或其近、远端均不能探及血流，挤压远侧肢体后，血流不增加。

d. 静脉被部分栓塞时，脉冲多普勒在非栓塞部位探到血流信号为不随呼吸运动变化的连续性血流频谱；彩色多普勒显示血流充盈缺损，部分病例仅在挤压远端肢体后，才可见细小血流通过。

e. 形成慢性血栓时，血管变细管壁增厚，部分病例受累静脉的结构和血流信号均难以显示，仅可见静脉周围有侧支循环形成。

2）次要诊断标准

a. 深呼吸或 Valsalva 试验后，静脉内径无明显变化。

b. 静脉壁波动消失。

c. 高频探头检查时，声像图显示静脉内缺乏云雾状流动的血流。

d. 急性期下肢主要静脉内径明显宽于相邻动脉（2 倍），并除外充血性心力衰竭、近心段静脉梗阻以及静脉反流。

e. 挤压远侧肢体，无血流回流增加，或血流加速延迟或微弱。

f. 脉冲多普勒在血栓部位或其远侧段取样，静脉血流呈连续性或频谱消失，对 Valsalva 反应减少或缺乏。栓塞范围局艰，血栓边缘通过的血流呈高速连续性血流频谱，栓塞范围广泛，血栓边缘通过的血流呈低速连续性血流频谱。

3）分期诊断标准

a. 急性血栓（1~2 周以内）：管腔内填充实性低回声或无回声（几小时到数天）；病变静脉内径增宽；加压管腔不被压瘪；血栓浮动，血栓段静脉完全无血流信号或探及少量血流信号；静脉完全闭塞时，血谱消失，Valsalva 反应减弱或消失。

b. 亚急性血栓（4 周以内）：管腔内实性回声增强；血栓缩小；血栓附着于静脉壁上；管腔变为正常大小；血栓处静脉管腔不能被压瘪；血流部分恢复。

c. 慢性血栓（4 周以上）：管腔内实性强回声，"索"状回声，静脉管径明显小于正常；管壁不规则；静脉瓣增厚、固定，造成反流和扩张；血流异常包括：反流、侧支静脉循环形成。

（3）血液流变学检查：可见全血黏度、血浆黏度增高，红细胞聚集性增高，红细胞电泳时间延长，红细胞变形性降低，纤维蛋白原升高等表现。

（4）检测血浆中 D-二聚体的含量可判定血栓存在。通常将 D-二聚体小于 0.5mg/L 作为排除 DVT 的临界值。D-二聚体小于 0.5mg/L 基本上可以除外 DVT（阴性预告值为 92%）。但是，当 D-二聚体大于 0.5mg/L 时因其特异性差，假阳性率较高，发生误诊的机会就多，则不能完全确定 DVT。

（5）放射性核素静脉造影：1965 年 Atkins 首先应用于临床，其原理是用 I^{125} 标记人体纤维蛋白原，能被正在形成的血栓摄取形成的放射性，可从体表上进行扫描。表现为局灶性"热"区，血管影迹淡疏、间断、增粗、紊乱，血管影迹内有圆形异常浓集或"串珠"征，侧支循环形成以及血管周围有虚疏影迹征象。

这种试验操作简单，正确率高，特别是可以检出难以发现的较小静脉隐匿型血栓。因此这可作为筛选检查。它的缺点主要有：不能发现陈旧性血栓，因为它不摄取 ^{125} 碘纤维蛋白原；不适用于检查骨盆邻近部位的静脉血栓，因为在这一区域，有较大动脉和血供丰富的组织，有含放射性核素尿液的膀胱，扫描时难以对比；不能鉴别下列疾病：纤维渗出液炎症，浅静脉血栓性静脉炎，新近手术切口，创伤，血肿，蜂窝织炎，急性关节炎及原发性淋巴水肿。

（6）下肢顺行性静脉造影：下肢静脉顺行造影可了解血栓的部位和范围。深静脉血栓形成的主要征象：

1）静脉充盈缺损：表现为主干静脉腔内持久的、长短不一的圆柱状或类圆柱状造影剂密度降低区域，即充盈缺损影。缺损影的一侧或两侧可见连续或断续的白色线条状造影剂影，形成所谓"轨道征"，大都见于血栓形成后 2 周左右。一般说来，轨道征表明血栓比较疏松，部分与静脉壁分离或已有裂缝，故造影剂进入血栓与静脉壁之间的缝隙，形成包绕血栓的白线影。有时可见充盈缺损末端呈游离状，形成所谓"轮廓征"。总之，充盈缺损是静脉血栓的直接征象，为急性深静脉血栓形成的诊断依据。

2）静脉闭塞和中断：表现为深静脉主干被血栓完全堵塞而不显影。部分深静脉阻塞者，其远端可见造影剂在静脉主干被血栓完全中断的征象。一般来说，静脉闭塞及中断大都见于血栓形成的急性期。

3）静脉再通（再管化）：表现为静脉边缘毛糙、造影剂密度不均匀和腔内瓣膜影消失或残缺不全，静脉管腔可呈不规则狭窄或细小多枝状，部分可显示扩张，甚至扩张扭曲状。上述征象一般见于血栓形成 6～12 个月后。

4）侧支循环形成：深静脉血栓形成后，静脉血液依赖非主要途径或异常途径回流。当髂－股静脉闭塞时，盆腔内静脉丛、卵巢静脉、阴部浅静脉和下腹壁浅静脉为主要的侧支回注静脉，通常使对侧的髂静脉显影；股浅静脉闭塞时，股深静脉则显著扩张，于膝关节平面与腘静脉或胫腓静脉连接；全下肢深静脉闭塞时，大小隐静脉大都全长显示扩张，并且常可见小隐静脉近端沿大腿后内侧继续上行，与大隐静脉近端主干相连接；当大隐静脉主干也同时受累时，则显示广泛细小的网状静脉。

5）交通静脉功能不全和浅静脉曲张：当下肢深静脉再通后，往往于小腿内侧可见扩张和功能不全的交通静脉，后者与扩张或曲张的浅静脉连接。

附：

X线对下肢深静脉血栓形成的分型：下肢深静脉血栓形成后，在急性期以后，随着病程的延长逐渐进入慢性期。在病程漫长的慢性阶段，栓塞静脉逐渐再通，又可发生新的血栓形成。因此，根据病程可以分成以下4型。

（1）闭塞型：病程在3个月以内。静脉造影的主要特征为显示深静脉内持久的充盈缺损和（或）静脉闭塞，无再通表现。临床上以严重的下肢肿胀和肿痛为特点，伴有广泛的浅静脉扩张，一般无小腿营养障碍性改变。

（2）部分再通型：病程一般在6个月以内，少数可达1年或1年以上。静脉造影的主要特征为显示静脉以闭塞为主，伴有早期静脉再通，常见于小腿深静脉，无充盈缺损可见。临床上肢体肿胀减轻，但浅静脉扩张更为明显，并可有曲张浅静脉和小腿远端色素沉着出现。

（3）再通型：病程超过6个月，可达10年或10年以上。静脉造影的主要特征为显示浅静脉大部分或全部再通，无充盈缺损可见。临床有活动后下肢肿胀、严重的浅静脉曲张、小腿广泛色素沉着和慢性复发性溃疡。

（4）再发型：为慢性基础上的急性深静脉血栓再形成。静脉造影的主要特征为在显示已经再通的深静脉腔内出现充盈缺损征象。临床上在再通型表现的基础上，有急性肢体肿痛发作史。

（5）静脉压测量：用盛满生理盐水的玻璃测量器连续针头，穿刺足或踝部浅静脉或手臂浅静脉，测得静脉压。其数值需与健侧静脉压对照。这种检查用于病变早期侧支血管建立之前，才有诊断价值。

【诊断】

虽然根据询问病史、了解发病原因和临床表现，可以作出下肢深静脉血栓形成的诊断，但下肢深静脉顺行和逆行造影对诊断和鉴别诊断具有重要价值。同时，还可以明确病变的类型，对临床治疗方法的选择具有指导意义。下肢深静脉造影，可显示静脉充盈缺损、静脉闭塞和再通，逆行造影可见造影剂向远侧深静脉倒流，根据这些基本特征，可以明确诊断下肢深静脉血栓形成。以临床表现诊断下肢深静脉血栓形成并不困难，应注意以下几点：

1. 发病原因　追寻发病原因有助于对下肢深静脉血栓形成进行临床诊断。然而临床上有 1/3～1/2 的患者无任何原因，系不知不觉或突然发生。

2. 左下肢多见　下肢深静脉血栓形成以左下肢发病最多见，主要发生于髂股静脉和小腿深静脉。张柏根等（1986 年）总结 190 例下肢深静脉血栓形成，发生于左下肢 123 例，右下肢 47 例，两下肢 20 例，共有 210 个肢体，左下肢与右下肢之比为 2.6∶1。

3. 肢体疼痛　下肢深静脉血栓形成肢体疼痛的部位与血栓形成部位有关。如患者同侧有髂腰部或股三角区疼痛，则是髂股静脉血栓形成。小腿深静脉血栓形成发病大多隐匿，仅有小腿轻度胀痛，常被患者忽略，未引起注意，因而这种症状期短，而实际发病期长的情况往往延误诊断和治疗。

4. 肢体肿胀　下肢深静脉血栓形成肢体肿胀的范围与血栓部位有关。可以这样说：下肢广泛性肿胀同时伴有广泛性浅静脉怒张或曲张，就可以诊断下肢深静脉血栓形成。

5. 慢性溃疡　下肢深静脉血栓形成遗留静脉功能不全，由于深静脉瓣膜、交通支静脉瓣膜被破坏，血液由深静脉倒流入浅静脉（瘀血），最后出现营养障碍性改变，发生小腿慢性溃疡。

可供临床诊断下肢深静脉血栓形成的主要依据是：①下肢胀痛和广泛

性肿胀，血栓部位常有压痛；②小腿腓肠肌饱满紧韧感、压痛、霍曼征阳性；③下肢浅静脉怒张、曲张和皮肤毛细血管扩张；④小腿皮肤色素沉着或呈黯褐色；⑤患肢静脉压增高。临床诊断有困难时，可作下肢深静脉造影检查。

附：诊断标准

根据1990年中华中医药学会外科脉管专业委员会拟定的诊断标准：

1. 多发生于外伤、手术、分娩、肿瘤等长期卧床以后，常见于单侧下肢。

2. 主症

（1）肿胀，为可凹陷性。

（2）疼痛（或轻或重）。

（3）皮肤温度升高或正常。

（4）皮色黯红或发白或青紫。

（5）浅静脉扩张。

（6）色素沉着或瘀积性皮炎，或湿疹，或溃疡。

3. 舌苔脉象　舌质淡紫或淡红，苔黄腻或白腻，舌体胖大。脉滑数或沉涩或沉缓。

具有主症（1）（2）条，再加上（3）（4）（5）（6）中的一条者，结合1、3即可诊断。

【鉴别诊断】

下肢深静脉血栓形成容易与某些下肢静脉回流障碍性疾病、肢体缺血性疾病等相混淆，临床上应注意与下列疾病相鉴别：

1. 原发性下肢深静脉瓣膜功能不全　由于下肢深静脉瓣膜游离缘松弛，下垂，瓣叶不能紧闭对合，使静脉血液完全向肢体远端倒流，引起深静脉高压和淤血，并使交通支静脉瓣膜破坏，而发生下肢肿胀和明显浅静脉曲张，多见于长期从事站立工作、体力劳动的人。发病隐匿，比较缓慢。这些临床表现与下肢深静脉血栓形成并不完全相同，应注意鉴别。必要时应进行下肢深静脉造影加以鉴别。原发性下肢深静脉瓣膜功能不全，顺行造影深静脉通畅、扩张；逆行造影对，造影剂通过瓣膜向远侧深静脉倒流。

2. 单纯性下肢静脉曲张　多见于中年男性，主要以下肢大隐静脉，小隐静脉曲张为其特点。有下肢沉重、疲劳感，很少有胀痛，久站或活动后才出现小腿踝部轻微肿胀，休息后自行消失。而下肢深静脉血栓形成，则下肢广泛性肿胀，明显胀痛，而继发的浅静脉怒张，曲张也比较显著而广泛。不应当将下肢深静脉血栓形成和原发性下肢深静脉瓣膜功能不全而继发的浅静脉曲张，误诊为单纯性下肢静脉曲张。必要时，进行下肢静脉造影，可以明确诊断。

3. 下肢急性动脉栓塞　多由于风湿性心脏病、冠心病，心房纤颤等所引起。突然发生肢体剧烈疼痛，以肢端为重，患肢厥冷、苍白、感觉丧失，肢体皱缩，浅静脉萎陷，栓塞平面以下动脉搏动消失，可发生广泛肢体坏疽，而下肢深静脉血栓形成，则肢体广泛性肿胀，胀痛，有明显浅静脉曲张，肢体温度正常，动脉搏动存在。由于严重下肢深静脉血栓形成而引起的肢体动脉痉挛，发生股青（蓝）肿，临床上甚为罕见。

4. 下肢急性丹毒　常由足癣和下肢感染所引起。发病较急，往往首先全身寒战、高热，同时出现足部、小腿大片状红斑，边缘清楚，发红肿胀，灼热疼痛，可迅速向周围扩散，严重者可扩延累及大腿。由于反复发作，下肢的淋巴管受累发生阻塞，引起肢体增厚粗肿，最后形成象皮肿。而下肢深静脉血栓形成，主要是下肢广泛性肿胀和胀痛，同时伴有浅静脉怒张或曲张，肢体无红肿等炎症表现，全身反应也很轻，一般只有低热。

5. 下肢淋巴水肿　发病缓慢，往往有几年以上病史。多发生于青年人的足部，开始轻度水肿，逐渐加重，可累及小腿，随着病情进展，皮肤变得肥厚粗糙，呈硬韧性，溃疡少见，淋巴管造影可确诊。

6. 妊娠下肢水肿　两侧下肢肿胀，休息后好转，随妊娠月份增大，肿胀加重，分娩后下肢肿胀消失，很少形成溃疡。

7. 小腿肌纤维炎　发病与风湿有关，小腿疼痛，疲累感，腓肠肌局限性轻压痛，无肢体肿胀。而小腿深静脉血栓形成，主要是小腿腓肠肌饱满紧韧感，压痛明显，并有轻度肿胀，霍曼斯征阳性。必要时，应进行顺行性小腿深静脉造影，以明确诊断。

8. 小腿软组织肿瘤 在小腿深部可扪及肿块，随着肿块增大，小腿肿大，逐渐出现局限性隆起包块，但无压痛。此与小腿深静脉血栓形成鉴别并不困难。

此外，还应注意与下肢蔓状血管瘤病相鉴别。

【辨证分型】

1. 湿热下注型 发病较急，表现为下肢粗肿，局部发热、发红、疼痛，活动受限；舌质红，苔黄腻，脉弦滑。见于急性期。

2. 血脉瘀阻型 下肢肿胀，皮色紫黯，有固定性压痛，肢体青筋怒张；舌质黯，苔白，脉弦。

3. 气虚湿阻型 下肢肿胀日久，朝轻暮重，活动后加重，休息抬高下肢后减轻，皮色略黯，青筋迂曲；倦怠乏力；舌淡、边有齿痕，苔薄白，脉沉。多见于下肢深静脉血栓形成遗留下肢静脉功能不全。

【辨证诊疗思路与方案】

1. 病情分析与确定治疗目标 下肢深静脉血栓形成的不同阶段其病理变化不同，故应采取不同的治疗原则。闭塞型的治疗主要是针对下肢静脉闭塞引起的静脉回流障碍，以疏通和防止血栓脱落为原则，发病期在72小时内的，静脉切开取栓疗效较为满意，亦是溶栓疗法的最佳时机。病期超过72小时，可采用溶栓抗凝等方法。部分再通型血栓应以防止血栓再形成和促进病理修复为原则，可采用祛聚和活血化瘀等非手术疗法。再通型应针对深静脉瓣膜破坏造成的静脉逆流，以阻断静脉逆流为原则，选择手术或药物治疗恢复下肢深静脉功能。再发型则可先做溶栓抗凝治疗。

2. 选择治疗方案的依据与影响治疗效果的因素 治疗方案的选择，以分期论治与辨证论治相结合为原则，根据疾病发展阶段不同及患者具体病症不同，仔细辨证随症加减，不拘泥于一证一方。辨证是否精准，加减是否得当都是影响治疗效果的因素之一。急性期多治宜清热利湿活血化瘀，但常需根据病情酌加通里攻下之品通腑泻浊，辅助清热利湿。又根据"气行则血行，气滞则血瘀"，每于急性期择用芳香行气之药多能事半功倍。翟亚春择用古方五香流气饮（丁香、木香、茴香、藿香、沉香、金银花、连翘、栝楼仁、甘草、羌活、独活、僵蚕）治疗本病，鲜有罔散者。他认为，芳香类中药多能解除血管痉挛、改善血液黏稠度、促进血液循环，这对从根本上解除该病公认的三大致病因素（静脉血流缓慢、静脉壁损伤、血液高凝状态）具有非常明显的意义。慢性期多治以活血通络、健脾利湿，但痰瘀同源，此时可根据患者脉症表现酌选重楼、海藻、昆布、胆南星等化痰软坚散结之品。后遗症期，因久病必虚，则在辨证遣方基础上重用黄芪、柴胡，益气行气。下肢深静脉血栓形成的治疗效果，决定于能否正确早期治疗。早期确诊是治疗 DVT 的关键，治疗时间越早，效果越好，后遗症越少，这是共识。早期治疗效果满意，对晚期患者虽可取得不同程度的效果，但大多数遗留有患肢静脉功能不全现象。因此，应提高对本病的认识，及时早期诊断和早期中西医结合治疗。

3. 一般治疗

（1）急性期护理：首先要让患者绝对卧床，急性期患者应绝对卧床 14 ~21 天，患肢抬高，高于心脏水平 20 ~30cm，并注意保暖。床上活动时避免动作过大。严格禁止按摩患肢，以防血栓脱落造成肺动脉栓塞。注意保持大便通畅，多饮水，以稀释血液。高度警惕肺动脉栓塞的可能。若出现胸痛、呼吸困难、咳血、血压下降等异常情况，应立即平卧，避免做深呼吸、咳嗽、剧烈翻动，同时给予高浓度氧气吸入。戒烟，进食低脂且富含纤维素的饮食。下床活动后，正确使用减压袜。鼓励恢复期患者逐渐增加行走距离和下肢肌肉的活动量，以促进下肢深静脉再通和侧支循环的建立。

（2）慢性期的功能锻炼：深静脉血栓形成的患者，在急性期过后，应积极进行锻炼。锻炼的目的是增加小腿肌肉运动，加强小腿肌肉对静脉的挤压作用，从而促进静脉血液的回流。

（3）正确使用减压袜：深静脉血栓形成后，或因静脉回流障碍，或因静脉瓣膜破坏都会引起静脉高压。而静脉高压则会进一步引起多种并发症，如静脉曲张、色素沉着甚至溃疡。使用减压袜的目的是以外部压力抵消各种原因所导致的静脉压力增高，防止深静脉血液经交通支逆流入浅静脉，促进静脉血回流，达到控制和延缓病情发展、改善局部皮肤营养不良、减轻水肿、预防溃疡形成，或促进溃疡愈合的目的。

4. 辨证治疗

（1）内治法

1）湿热下注证

治法：清热利湿，活血化瘀。

方药：四妙勇安汤加味，药用金银花、黄芩、黄柏、苍术、牛膝、丹参、紫草、甘草。发热，皮温高，舌苔黄，应清热解毒加公英、紫花地丁，重用金银花、黄芩、柴胡；肢体肿胀明显，苔白腻，应渗湿利水加薏苡仁、泽泻、猪苓、车前子等。

2）血脉瘀阻证

治法：活血化瘀，通络止痛。

方药：活血通脉汤加减，药用丹参、牛膝、当归、金银花、鸡血藤、川芎、川断等。肢体胀痛明显，加乳香、没药，重用川牛膝、川断；肢体胀痛剧烈，局部压痛拒按，应破血逐瘀，加三棱、莪术、水蛭、土鳖虫、王不留行等；股静脉呈索条状，压痛明显，应软坚散结、化痰通络，加夏枯草、海藻、贝母、连翘、桔梗、鸡血藤等，并兼服犀黄丸。

3）气虚湿阻证

治法：益气健脾，祛湿通络。

方药：参苓白术散加味，药用党参、茯苓、薏苡仁、丹参、牛膝、鸡血藤等。气虚体弱者，应益气健脾，重用黄芪、党参、白术等。

（2）外治法

1）急性期：患肢皮肤红热明显者，将黄柏、煅石膏以冷开水调成糊状，超范围外敷患肢，可清热解毒、消肿止痛。患肢皮肤红热不明显者，以冰硝散布袋外敷，可软坚散结利水，使肿胀迅速消退。

2）慢性期：将具有活血化瘀、舒筋活络作用的中药粉（川芎、红花、当归、乳香、没药、片姜黄、牛膝、透骨草、伸筋草等）醋调后外敷患肢以活血通络。

（3）穴位注射

取穴：足三里、三阴交、地机、丰隆、阴陵泉等穴。

用法：取丹参注射液4ml，每次注2个穴位，每日1次，各穴位交潜轮流应用，注射时应"得气"后注入药液。15～30次为1个疗程。

（4）辨证注意点及对策：以上所述治疗方法，一般可单独使用，但临床上通常数法合用，根据不同的分期及具体病症有所侧重。"股肿"早期以瘀血兼湿热者为多，故清热利湿兼以活血通络法用之较多；中期瘀热内蕴、热毒炽盛者，常以活血化瘀与清热解毒、通下泻热法合用；瘀肿疼痛难消者，常需活血破瘀、攻坚散结；疾病后期常为瘀血与气血亏虚之证并见，故宜活血祛瘀配合补气养血、温肾助阳。又因气血关系密切，故活血药每与行气药同用以增强疗效。

5. 西医治疗

（1）西药

1）抗凝疗法：这是处理静脉血栓形成的一种重要方法，抗凝虽不能溶解已经形成的血栓，但可通过延长凝血时间，来预防血栓的滋长、繁衍和再发，防止肺栓塞的发生，有利于促进早期血栓的自体溶解。抗凝治疗的主要药物有两大类：

a. 注射抗凝剂：肝素（包括低分子量肝素）；

b. 口服抗凝剂：华法林与双香豆素等。一般用法：开始或急症时先用肝素5～7天，然后改用香豆素类衍化物。

肝素用量每千克体重1～1.5mg，可静脉或皮下注射。应用肝素治疗时应检测活化部分凝血活酶时间（APTT）这是监测肝素的首选指标。检测目标是使APTT达到正常对照的1.5倍。应用肝素治疗时一旦出血应采用鱼精蛋白中和。

　　低分子肝素比普通肝素具有生物利用度高、半衰期长、抗凝效果好、不抑制血小板功能，较少引起血小板降低、出血并发症少等优点。低分子肝素的使用一般采用每天两次皮下注射，也可将一日药量合为一次注射，疗效相似，出血并发症无明显增多。

　　口服抗凝药一般作为深静脉血栓形成后经肝素（或低分子肝素）治疗后的维持用药。因口服抗凝药使用几天后才能达到抗凝作用，所以应该与肝素或低分子肝素重叠使用 3～5 天。口服抗凝药主要有华法林、双香豆素等。应用口服抗凝药应检测凝血酶原时间和凝血酶原活动度。为了使化验指标排除试剂方面因素的干扰，现多以 INR（PT 的国际标准化比值）作为监测指标，一般要求 INR 的值要达到 2～3 之间。应用口服抗凝药，一旦出现出血，可用维生素 K 治疗。

　　2）溶栓疗法：应用溶栓药物治疗血栓形成的方法为溶栓疗法。溶栓治疗直接溶解已经形成的血栓，在深静脉血栓形成的治疗中，主要用于急性期。

　　溶栓治疗多采用尿激酶，国外报道的负荷量为 4400IU/kg，但我们在实际应用中采用 25 万～75 万 U/d，连续 2 周，同时或随后给与抗凝治疗，效果亦满意。溶栓治疗的主要副作用为出血，应检测血中纤维蛋白原的含量，一旦出血，可用 6－氨基己酸或直接输入纤维蛋白原，或采用输血的方法治疗。

　　3）祛聚疗法：祛聚药物有低分子右旋糖酐、阿司匹林、丹参等，在下肢深静脉血栓形成的治疗中，常作为辅助而不作为单独治疗。低分子右旋糖酐具有扩容作用，可稀释血液、减低血黏稠度，又能防止血小板聚集，故能协助其他疗法而取得疗效。使用剂量 500ml，每日 1～2 次，静脉滴注，应用 7～14 天。

　　（2）手术

　　1）静脉取栓术：取栓术应严格地掌握手术时机，时间过长者，效果不佳。

　　2）导管溶栓：导管溶栓是将导管置入静脉内，使导管顶端直接到达血栓附近或血栓内；向血栓直接注入溶栓药物的治疗方法。深静脉血栓进展中，随着时间推移，出现侧支循环，所以不论是全身还是末梢静脉给药，溶栓药物多从阻力较少的侧支循环通过，仅有部分到达血栓部位。导管溶栓治疗方法的特点是将溶栓药物直接注入血栓部位，其溶栓药物使用量远比全身静脉给药要少，因此出血副作用出现的比率偏低。

3）下腔静脉滤器植入术：滤器是放于下腔静脉内的机械装置，目的是防止脱落的血栓回流至肺动脉引起肺动脉栓塞。理想的下腔静脉滤器应该是可经皮置入腔静脉、创伤小，并可牢固固定于预定的位置。放置腔静脉滤器的指征是：①小型肺栓塞反复发作；②下肢深静脉血栓形成扩展到下腔静脉并发肺栓塞；③禁忌使用溶栓抗凝治疗，或抗凝治疗无效时。

放置滤器的并发症有腔静脉和邻近脏器穿破、腔静脉周围和后腹膜出血，以及滤器移动等。

4）旁路转流术：主要解决下肢深静脉血栓形成，静脉阻塞，下肢静脉回流障碍。股腘静脉血栓形成（腹股沟韧带远端型），髂股静脉通畅者，可施行原位大隐静脉转流术，将大隐静脉远侧与膝下腘静脉作端侧吻合。髂股静脉血栓形成（腹股沟韧带近端型），可施行大隐静脉转流术，游离健侧大隐静脉倒转，经腹壁切口耻骨上皮下隧道拉引至对侧，与患侧的股静脉（在栓塞部位远端）作端侧吻合，使患肢静脉血液向健侧静脉回流。此外，还可施行大网膜移植术，以促进患肢静脉回流，减轻肢体肿胀。

下肢深静脉血栓形成后期（Ⅲ型，完全再通型），可施行带瓣静脉段移植术，或肌袢代瓣膜成形术，以阻止静脉血液倒流，预防后遗症和并发症。

5）大隐静脉高位结扎和剥脱术：下肢深静脉血栓形成，由于深静脉瓣膜和交通支静脉瓣膜破坏，血液由深静脉倒流入浅静脉，继发下肢浅静脉曲张，静脉淤滞，以及并发小腿慢性溃疡者，可施行大隐静脉高位结扎和剥脱术，将曲张的浅静脉切除，结扎功能不全的交通支静脉。作为一个辅助疗法，此手术治疗对下肢深静脉血栓形成仍有重要价值。

6）截肢术：对严重下肢深静脉血栓形成——股青（蓝）肿，发生静脉性坏疽者，应施行截肢手术。

【治疗难点与对策】

本病不同阶段活血化瘀中药的选择是难点。深静脉血栓形成在急性期往往表现为肢体红、肿、热、痛，多数患者有湿热下注的证候，在此期使用中药应以清热利湿为主，辅以活血化瘀，此期不宜过早使用峻猛的破血药。一方面是因为此期多没有使用破血药的指征，另一方面，贸然使用破血药也有造成血栓脱落而造成肺栓塞之虞，常用牡丹皮、赤芍、丹参之类。本病急性期过后，大部分患者的湿热已祛除，表现为肢体肿胀，紫黯，脉络血瘀证显现无疑，此期应以活血化瘀、通络为主，可以酌情加大活血化瘀药的使用力度，酌加活血破血药。后期，多数患者表现为肢体肿胀朝轻暮重，站立行走后加重，舌脉及辨证均可见气虚表现，此期应在益气的基础上，重点选用养血活血药如当归、川芎、红花等。

深静脉血栓形成后遗症亦是目前下肢深静脉血栓形成治疗中尚未能攻克的难点之一。肿胀、色素沉着以及溃疡时刻影响患者的生活质量。陈淑长教授采用益气活血，利湿消肿的方法，用其研制的"祛湿消肿胶囊"，针对这部分患者起到很好的效果。河北省石家庄长城医院血管科以中药脉痹饮配合小剂量溶栓抗凝疗法治疗陈旧性下肢血栓，也取得较好的效果。说明中医辨证施治在本病的后遗症阶段大有可为。

三、研究方向

近年来，下肢深静脉血栓形成的中西医结合治疗取得了显著成绩，积累了丰富的临床经验。今后需要解决的问题是：

1. 下肢深静脉血栓形成（DVT）是临床多发病，目前的手术或药物治疗效果尚未令人满意。但是明确其病因及易患因素，对高危患者施行药物和护理干预，则可大大降低其发生率，因此，可以说在现阶段对下肢深静脉血栓形成的预防意义要远远大于血栓形成后的治疗。长期卧床的患者是下肢深静脉血栓形成的高发人群，故凡各种术后、骨折需卧床者及产后妇女，应采取积极的预防措施，以降低其发病率。卧床期间应定时变化体位，鼓励患者进行深呼吸及咳嗽。卧床期间应定时做下肢的主动或被动运动，如膝、踝及趾关节的伸屈活动，举腿等活动，尽早下床活动。应用气压式循环驱动治疗仪进行空气加压治疗，可以减少静脉血栓的形成。需长期输液或经静脉途径给药者，应避免在同一部位、同一静脉反复穿刺，使用对静脉有刺激性的药物时，尤应注意，防止静脉壁损伤。若患者站立后有下肢沉重、胀痛感，应警惕有下肢深静脉血栓形成的可能，及早就诊。目前许多报道认为，传统做法在血栓预防方面的作用不大，尤其是对血栓形成的高危患者更无显著临床意义。预防术后下肢深静脉血栓形成，除传统做法外，抗凝药物，特别是低分子量肝素以及围手术期抗凝治疗的实施，已取得显著进展，值得临床重视。药物预防治疗中，在高危人群中应用低分子量肝素或普通肝素最为有效。阿司匹林、华法林、利伐沙班等口服药物均可选择应用。随着社会的进步，人民素质的提高，医疗知识的普及，增强人们预防 DVT 的意识，减少 DVT 的发生，是我们医疗工作者共同努力的目标。

2. 深静脉血栓形成的早期，如何迅速促使血栓消融吸收，恢复静脉血流，防止静脉瓣膜和静脉壁的破坏，以及防止血栓的再发。因此，研制高效的溶栓剂、缩短再通时间、促进侧支循环建立仍是今后研究的方向。故建立拟人性强的动物模型，针对病因学进行基础研究，仍是今后研究的热点。

3. 对治疗下肢深静脉血栓形成后遗症，应继续研究更为简便而有效的治疗方法。应该相信，经过我国周围血管外科工作者的共同努力和广泛研究，必将创造出中西医结合治疗下肢深静脉血栓形成的新方法。

4. 对于 DVT 的治疗至今仍是一大难题，目前的西医治疗主要以溶栓抗凝、降纤祛黏为主，虽起效快，但是有易致出血的不良反应，且其量效关系不确切。中医药治疗不良反应小，安全性高，对促进再通和侧支循环的建立都有可靠疗效，但是起效慢，易错过最佳治疗时间。如何运用现代的新技术、新知识，加强基础性研究，深入揭示本病的确切病理因素及发病机制，为治疗提供指导，将是今后的重大任务；如何建立一个标准的量效关系模式，加强中药药理基础研究，寻找更有效的方药，将中西医有机地结合起来，发挥各自的优势，指导个体化用药，将是今后研究的方向。

第六章

原发性下肢深静脉瓣膜功能不全

　　原发性下肢深静脉瓣膜功能不全（primary deep venous insufficiency, PDVI）是指由于深静脉瓣膜不能对抗近侧血柱重力，血液逆流性疾病。其临床表现根据病情进展有轻、重程度的不同。当瓣膜功能不全仅涉及大腿部和开始影响小腿时，除有大腿倦怠和重垂不适、浅静脉曲张外，其他症状一般不严重。随着重力性泄漏逐渐影响到小腿，血液向心回流减少，淤血加重，可出现明显的浅静脉曲张，久站出现胀破性疼痛和肿胀。足靴区交通支瓣膜破坏后，皮肤发生营养性变化，如脱屑、湿疹或皮肤溃疡形成。此病属于中医学"筋瘤""水肿"或"臁疮"的范畴。

一、中医研究现状

【古文献研究】

中医学中无原发性下肢深静脉瓣膜功能不全的病名，但查阅我国古医籍文献，与 PDVI 有关的疾病多有记述，多分散于"筋瘤""水肿"或"臁疮"等章节中。

我国两千多年前的最早医书《黄帝内经》中的《灵枢·经脉》篇有关于血脉病变的早期描述："凡诊络脉、脉色青则寒且痛、赤则有热"。《灵枢·刺节真邪》篇有关于静脉迂曲、静脉扩张和类似静脉局部血栓形成等证候的描述："血脉偏虚，虚者不足、实者有余，轻重不得，倾侧宛伏……有所结、邪气中之、凝结日以益甚、连以聚居，为昔瘤，以手按之坚……虚邪之入于身也深，寒与热相搏，久留而内著……有所疾前筋，筋屈不得伸，邪气局其间而不反，发为筋溜"（"溜"通"瘤"，《疡医大全》《疡医汇粹》等书均改为"瘤"）。《内经》认为"筋瘤"是虚邪伤人的结果，所谓"虚邪"从上下文义来看均是指来势缓慢、伤人筋骨脏腑之邪，往往兼有人之正气虚损的因素，这与静脉曲张多发于久立、久劳、伤气之人相仿。这是《内经》对周围静脉病变的初步认识。

明代王肯堂《证治准绳》中有对"水肿"的论述："肿病不一，或遍身肿，或四肢肿，面肿脚肿，皆谓之水气……四肢肿，谓之肢肿，宜五皮饮加姜黄、木瓜各一钱，或四磨饮，或用白术三两，每服半两，水一盏半，大枣三枚，拍破，同煎至九分，去渣温服，日三无时，名大枣汤"。对于 PDVI 导致的肢体水肿，应用此方，可暂时起到利湿消肿之功，但是否具有远期疗效，或者能从病理学上发现静脉瓣膜功能的改善，尚待进一步研究证实。

明代陈实功《外科正宗》是中医外科"正宗派"的代表，其中对"筋瘤"和"臁疮"的描述较为详细。《外科正宗·瘿瘤论》记述："筋瘤者，坚而色紫，垒垒青紫，盘曲甚者，结若蚯蚓"，并从肝论治，提出清肝芦荟丸作为治疗主方，对于今日外科治疗仍有借鉴之处。《外科正宗·臁疮论》中记述："臁疮者，风湿热毒相聚而成，有新久之别，内外之殊。新者只有三香膏、乳香纸法贴之自愈；稍久紫黑者，以解毒紫金膏搽扎渐可。又年久顽臁，皮肉乌黑下陷，臭秽不堪者，用蜈蚣钱法去风毒、化瘀腐，方可得愈。外臁多服四生丸，内臁多服肾气丸妙。"虽然这些方药目前临床中已少用，但对于后世医家的治疗思路仍有较深的影响。

清代吴谦《医宗金鉴·外科心法要诀》对内外臁疮的病机作了进一步的阐释："臁疮当分内外臁，外臁易治内难痊，外属三阳湿热结，内属三阴虚热缠。治宜搜风除湿热，外贴三香夹纸钱"，但其提出的治疗方药，如三香膏、夹纸膏、解毒紫金膏、四生丸等，在《外科正宗》中多已述及。

清代王洪绪《外科全生集》是中医外科"全生派"的代表，其中对于臁疮的内服、外治方法描述得更为详细："每日煎葱椒汤，俟温，早晚各洗一次，以蟾易贴，内服醒消丸，亦早晚二服。三日后取地丁大力鲜草捣烂填孔外，盖乌金膏，仍以醒消丸日服。如皮中渗出清水，嫩膏加五美散敷。如内发痒，白花膏贴。如内有硬块如石，以生商陆捣烂涂。如孔内常有血出，先以参三七末撒内，次用牛蒡汁、根捣填，俟患口收小，不用草填，日以五宝散撒上，仍以乌金膏贴之收功。倘年老体虚，酌头投补剂"。

清代高锦庭《疡科心得集》是中医外科"心得派"的代表，其中有涉及"筋瘤""臁疮"病因病机的诸多理论。在《疡科心得集·辨瘰疬瘿瘤论》中提出："若怒动肝火，血涸而筋挛者，自筋肿起，按之如筋，久而或有赤缕，名曰筋瘤。"在《疡科心得集·辨臁疮血风疮论》中提出："臁疮者，生于两臁，初起发肿，久而腐溃，或浸淫瘙痒，破而脓水淋漓。乃风热湿毒相聚而成，或因饮食起居，亏损肝肾，阴火下流，外邪相搏而致。"

清代邹岳《外科真诠》对于"筋瘤""臁疮"的记述与现代中医外科已经十分接近了。《外科真诠·瘿瘤》中描述："瘿瘤发于皮肤血肉筋骨之处，瘿者如缨络之状，瘤者随气留住，故有是名也……瘿有五种，瘤有六种……筋瘤者，筋脉呈露……筋瘤色紫而坚，青筋盘曲如蚓，治宜养血舒筋，如清肝芦荟丸（当归、川芎、白芍、生地各一两，青皮、昆布、海藻、黄连、牙皂、甘草节各二钱五分，研末，神曲糊丸梧子大，每服八十丸，白汤下）可治。"《外科真诠·臁疮》中记述："生两胫内外臁骨，外臁属足三阳经，湿热结聚，早治易于见效；内臁属三阴，有湿兼血分虚热而成，难于见效。其症红者多热，肿者多湿，痒者多风，痛胜属实，朝宽而暮肿者属气虚下陷。初起者风热湿毒为多，日久者下陷湿热为胜。初起宜内服五神汤加赤芍、甘草，外搽太极黑铅膏；日久不愈，补中益气汤、六味地黄汤随宜酌用，外以夹纸膏贴之。"

【中医治疗现状】

1. 中医对于静脉性水肿的治疗现状　于亚娜（河北）观察了益气消肿法治疗以下肢水肿、浅静脉曲张为主要表现的原发性下肢静脉瓣膜功能不全的临床疗效。将 210 例患者（280 条肢体）按就诊顺序 2∶1 的比例随机分为两组，治疗组给予益气消肿法治疗，基本方为黄芪、党参、茯苓皮、当归、陈皮、升麻、柴胡、泽泻、防己。对照组给予活血消肿法治疗，基本方为当归、桃仁、红花、牛膝、薏苡仁、黄柏、泽泻、槐角、地龙、鸡血藤。疗程为 3 个月，比较两组疗效和 CEAP 临床分级的变化。结果表明，治疗组治愈75 条（39.89%），好转 85 条（45.21%），无效 28 条（14.89%），有效率为85.11%；对照组治愈 18 条（19.57%），好转 34 条（36.96%），无效 42 条（45.65%），有效率为 56.52%。治疗组疗效明显优于对照组（$P < 0.05$），而且治疗组 CEAP 临床分级的改善亦明显优于对照组（$P < 0.05$）。提示益气消肿法治疗原发性下肢静脉瓣膜功能不全疗效确切。乔凯明总结了 207 例下肢慢性静脉功能不全患者的临床疗效，对于下肢水肿辨证为气虚血瘀湿盛，以益气活血、利湿消肿为治疗总则，采用桃红四物汤合参苓白术散作为基本方随证加减治疗，组成：黄芪 30～50 g，党参 20g，焦白术 15g，当归20g，桃仁 15g，红花 15g，牛膝 10g，白芍 10g，茯苓 15g，泽泻 15g，鸡血

藤 15g。结果临床治愈 109 例，占 52.6 %；显效 61 例，占 29.4 %；有效 27 例，占 13.0 %；无效 10 例，占 4.8 %，总有效率 95 %。提示中西医结合治疗对于改善下肢静脉功能疗效可靠。

2. 中医对于臁疮的治疗现状 奚九一（上海）认为，本病系长期静脉瘀血，瘀久蕴热，热灼烁肺，夹以湿邪入侵，湿热下注，血（瘀）热与湿毒互结，浸润为患，致皮损筋腐肉烂形成溃疡。乔凯明（辽宁）认为，本病多因经久站立或负担重物，气耗于上，血瘀于下，导致下肢血流瘀滞经脉，肌肤失养，日久湿盛化热，气虚为本，血瘀湿热为标。王成梁（河北）认为，血瘀阻络，水湿外渗停聚，流注下肢，湿瘀蕴热，血败肉腐，形成溃疡，其本为血瘀湿阻，其标为湿瘀热毒。沈彤认为，该病系由病延日久，湿热搏结，暗耗津液，终成阴虚血热，瘀毒蕴结，经聚络阻之证。张玉国（山东）提出，经久站立或担负重物，劳累耗伤气血，中气下陷，致下肢经脉瘀滞不畅，影响气血运行，瘀血稽留于络脉之中，肌肤遂失所养，复因湿热下注，或因臁腿皮肤受伤、虫咬、湿疹等染毒而诱发。

（1）内外治疗相结合：奚九一将本病分为三期：静脉瘀血性溃疡急性期：治以清热祛湿，兼以凉血清络。药用茵陈 20g，栀子 15g，黄芩 15g，垂盆草 30g，紫草 15g，牛蒡子 15g，滑石 15g，甘草 5g。静脉瘀血性溃疡好转期：治宜扶正与祛邪兼施，清热利湿，兼以益气通脉。药用茵陈 15g，栀子 10g，黄芩 10g，垂盆草 20g，紫草 10g，牛蒡子 10g，滑石 15g，甘草 5g，黄芪 15g，炒白术 15g。静脉瘀血性溃疡恢复期：治以益气扶正升提法。药用黄芪 15g，炒党参 15g，炒白术 15g，茯苓 15g，柴胡 6g，炙升麻 10g，炒枳壳 10g，垂盆草 30g，陈皮 5g，甘草 10g。上方水煎内服。同时各期均以海桐皮汤（海桐皮 20g，威灵仙 20g，豨莶草 20g）煎汤外洗，并以奚氏祛胬膏外敷。王成梁采用内服外敷、内外同治、标本兼治法以化瘀通络、渗湿消肿、清热解毒、化腐生肌。处方：泽兰、益母草、桃仁、川牛膝、赤芍各 15g，威灵仙、木瓜、汉防己各 12g，红藤、忍冬藤、苍术各 10g，酒大黄、黄柏各 6g，上药水煎内服。外敷方：芒硝 30g（后入），黄柏、红花各 18g，荆芥 12g，水煎后用纱布蘸药液湿敷患部。王涛（辽宁）以中药内外合治。内治：补气活血、通络、清热解毒、燥湿、生肌收口。药用：黄芪30g，当归15g，苍术10g，白术15g，党参15g，陈皮15g，丹参15g，红花15g，地龙15g，土茯苓20g，泽泻15g，牛膝15g，黄柏15g，金银花15g，甘草10g。水煎服，日1剂。外治：朱砂50g，冰片50g，滑石250g，炉甘石150g，血竭120g，乳香、没药各150g，麻油250g。诸药研极细末，用麻油调成糊状外敷。梁少勇（广西）治疗气虚血瘀及脾虚湿聚型溃疡以益气健脾、祛瘀通络法，内服方：炙黄芪20g，川牛膝10g，当归10g，党参10g，白术10g，茯苓15g，鸡血藤30g，桂枝6g，白及10g，木通6g，金银花10g，甘草5g。外洗方：鸡血藤50g，川牛膝20g，白矾20g，桂枝20g，生大黄20g，土茯苓20g，木瓜20g，独活20g，五倍子20g，紫花地丁20g，乳香10g，没药10g，水煎取汁外洗患处，每日早晚各1次。

（2）内治法：急性期多为湿热瘀结，治宜清热利湿、活血化瘀，方用四妙散合桃红四物汤加减；迁延期多为气虚血瘀夹湿，治宜益气活血除湿，方用玉屏风散合芍药甘草汤加减；后期肾阳虚衰者可温肾通阳散寒，方用阳和汤、麻黄附子细辛汤、苓桂术甘汤或黄芪桂枝五物汤加减。

（3）外治法：以金黄散、四黄粉、生肌散、祛腐生肌膏、湿润烧伤膏等辨证外敷；选用虎杖、苦参、毛冬青、土茯苓、忍冬藤等，每用二三味，水煎，外洗，可起到清洁疮面、消肿止痒的作用。

3. 围手术期中医辨证施治对原发性深静脉瓣膜功能不全的改善作用

黄学阳（广东）对于116例原发性深静脉瓣膜功能不全患者主要采用股浅静脉第一对瓣膜人工血管包窄、大隐静脉高位结扎、小腿浅静脉及交通静脉结扎抽剥的手术纠正瓣膜的倒流，在围手术期应用中医药辨证施治加以配合。术前根据中医分型辨证论治，热重于湿者，治宜清热解毒、凉血利湿，方用二妙散合芍药甘草汤加减；湿重于热者，治宜清热利湿、祛风消肿，方用加味三妙散，寒湿夹瘀者，治宜温经散寒，补气活血，方用补阳还五汤加减；气血两虚者，治宜气血双补，和营通络，方用八珍汤加减。手术后，早期以四妙散合桃红四物汤加减，足靴区色素沉着、局部瘙痒者加地肤子、白鲜皮；局部皮下硬结疼痛者，加丹参、乳香、没药、地龙；

术后 1 周内，可加金银花、蒲公英、水蛭，以清热活血，预防手术并发症的发生；手术后期，湿热之证大部已消，以补中益气汤为主治疗。结果发现，术后近期疗效良好者共 98 条患肢，表现为症状和体征完全或基本消失；18 条患肢病情减轻，溃疡愈合，但午后仍有轻中度肿胀。复查彩超结果：101 条患肢恢复正常，6 条患肢倒流 II 级，9 条患肢倒流 I 级。股总静脉、股浅静脉、股深静脉、腘静脉术后内径及血液反流时间皆较术前缩短，其中股总静脉、股浅静脉内径及股总静脉、股浅静脉、股深静脉反流时间，手术前后比较有显著性差异（$P < 0.05$）。提示经过中西医结合治疗，原发性下肢深静脉瓣膜功能不全患者的下肢静脉血流动力学可有明显的改善，能明显缓解症状，减少并发症。王香婷（河北）以中医方法为主治疗了 36 例下肢静脉性溃疡患者，其中深静脉血栓形成引发 20 例，原发性深静脉瓣膜功能不全 11 例，单纯性浅静脉曲张 5 例。予清热利湿、活血化瘀中药内服，方用苍术 15g，黄柏 15g，牛膝 15g，茯苓 20g，川芎 12g，丹参 15g，蒲公英 20g，并随证加减。予自制的脱疽膏（紫草、当归、血竭、冰片、珍珠粉、麻油等）创面外敷，先用生理盐水及 3% 双氧水冲洗创面，生理盐水棉球创面蘸拭后将脱疽膏纱条敷于溃疡面上，无菌纱布包扎，2 ~ 3 日换药 1 次，且每次换药后，均取弹力绷带缠缚创面上下 10 cm 范围，松紧宜均匀适度。必要时可配合适当抗生素治疗。结果痊愈 25 例，显效 8 例，好转 2 例，无效 1 例，总有效率为 97.2 %。提示中药内服、外敷加绷缚法对于下肢静脉性溃疡具有较好的临床疗效。周涛（河南）采用中西医结合的方法治疗了一组下肢静脉性溃疡患者 56 例，经彩超或患肢深静脉顺行造影检查证实：原发性深静脉瓣膜功能不全 33 例，单纯性隐股静脉瓣膜功能不全 4 例，深静脉血栓形成后综合征 19 例。中医内治法中，湿热下注型治以清热利湿、和营解毒，内服三妙汤、萆薢渗湿汤加减；脾虚湿盛型以香砂六君子汤或参苓白术散合三妙散健脾祛湿、消肿生肌；气虚血瘀型治以益气活血、祛瘀生新，给以补中益气汤合桃红四物汤加减。中医外治法中，在疮面脓腐未脱时，使用九一丹，并外盖红油膏；同时应注意脓腐之多少、腐脱之难易，适度掌握九一丹的剂量。疮面脓腐脱尽后，外用生肌散及白玉膏；若

溃疡局部合并感染者，给以黄柏液纱条湿敷。每次清洁换药后，均使用宽绷带以螺旋或八字包扎法，从足趾开始包缠到胫骨粗隆下，以利于腓肠肌肌泵作用的发挥，有效地促进静脉血液回流，减轻肢体水肿和疮面的渗出。西医疗法中对单纯性隐股静脉瓣膜功能不全患者行高位结扎剥脱术；原发性深静脉瓣膜功能不全患者同时做瓣膜环包缩窄术；对较大溃疡创面可在疮面边缘 1cm 处采用 7 号丝线直接经皮间断环周缝扎，以减轻溃疡周围静脉淤血，促进愈合，对肉芽新鲜而面积较大的溃疡行点状植皮术。结果：56 例患者的下肢溃疡全部愈合，其中有 34 例 1 个月内愈合，22 例 2 个月内愈合，全组患者平均愈合时间 41 天。提示采用中西医结合的方法治疗下肢静脉性溃疡，疗效满意。

【中医治疗现状评价】

张苍（北京）认为，本病发生病机涉及虚、瘀、湿三个因素。初则或因先天禀赋不足，或因后天劳损，导致肺脾气虚。继之，肺气虚无力推动，血脉运行迟滞，血停为瘀。脾气虚运化无权，脾不升清，津液不能上承，下流为湿。肺失治节，宣降失司，水道不调，津气泛溢，下趋阴股，水肿乃成。而脉道瘀阻，更直接造成水湿留滞而肿。湿性重浊黏腻也是损耗正气，妨碍血行的重要原因。湿、瘀、虚三者辗转相因，导致水肿逐渐加重。因此，本病以气虚血瘀为根本，以湿停为表现。治当以益气活血、利水消肿为大法。依据不同兼证，辨证加减治疗。以防己茯苓汤合当归芍药散为基本方，防己茯苓汤由防己、茯苓、黄芪、桂枝、甘草组成，《金匮要略》用之主治"皮水为病，四肢肿，水气在皮肤中，四肢聂聂动者"，有益气利水消肿之功。当归芍药散由当归、芍药、川芎、茯苓、白术、泽泻组成，《金匮要略》主治妇人妊娠腹中疼痛，有活血利湿消肿之功。两方合用，益气活血、利湿消肿。

于亚娜等人在病机上的观点与上述基本一致，认为本病外在表现为瘀（青筋暴露、色素沉着等），本为气虚。认为是由于静脉先天禀赋不足加上劳倦过度，或七情内伤，或饮食不节，致正气内虚，气为血帅，气虚推动血行乏力，血行不畅渐致血瘀；脾气虚，脾不升清，津液不能上承，下流为湿。故气虚、气滞、血瘀、湿阻在本病中互为因果，相互影响，以气虚为根本原因。但其在用药中认为，祛瘀未必非用攻伐之品不可，且活血药为动药，若长期大量使用则耗血动血，扰乱机体功能，导致气血阴阳平衡失调，更加重气虚。临证中遵循《素问·气交变大论》"夫五运之政，犹权衡也，高者抑之，下者举之，化者应之，变者复之"之理论，强调下部疾病或下陷性疾病应用升举的治疗方法，以补中益气汤升阳举陷为基本方，可通过健脾益气达强壮肌肉、增加小腿肌肉泵的作用，再加入防己、泽泻利水消肿，使病情明显改善。

黄学阳认为由于手术的创伤，导致下肢部分淋巴管、浅静脉破坏，在潜在的淋巴管、浅静脉开放、代偿之前，下肢静脉、淋巴回流受到一定的影响，可见患肢肿胀、皮肤温度增高等临床症状。此时采用四妙散、桃红四物汤加减治疗，可减少渗出，促进淋巴和静脉的回流，减少术后各种并发症的发生。据现代药理分析，桃仁、红花、川芎、当归等能加快血流速度、降低血黏度、缓解高凝状态、改善血液流动性，故一定程度上有利于促进静脉、淋巴的回流。由于手术只是修补了一对瓣膜，而不能修补所有功能不全的瓣膜，故术后中医药辨证治疗具有一定的优越性。术后坚持服用健脾利湿、益气活血中药的患者，患肢酸胀、水肿、色素沉着等不适症状改善更为明显。复查彩超可见术后初期静脉瓣膜仍有轻度倒流的情况得以纠正。

迈之灵及威利坦均是马栗种子提取物，其主要成分为七叶皂苷素，对血清中的溶酶体活性具有明显的抑制作用，稳定溶酶体膜阻碍蛋白的代谢，降低毛细血管的渗透性，对抗渗出，能减轻静脉性充血；还可以作用于血管内皮细胞感受器，引起静脉收缩，增加静脉壁弹性和张力，提高血管的强度，增加静脉壁血液的回流速度，减少静脉容积，降低静脉压，从而减轻肢体肿胀、疼痛、沉重感等静脉淤滞症状；还能通过抑制血液中蛋白酶的作用，使静脉中糖蛋白胶原纤维不受破坏，逐渐恢复静脉的正常胶原含量和结构，使其弹性和收缩趋于正常。因此，对于早期病变尚未导致静脉及其瓣膜结构永久性的损害，药物可以通过上述机制，特别是关闭静脉内皮间隙，中断局部组织慢性炎症反应，从而减轻和消除症状，并能达到与穿戴驱动袜相同或者近似的效果。如果病变期较长、较重，静脉及其瓣膜已经发生结构损害，即使药物仍可以发挥一定的作用，但这种效果往往具有局限性。

本病以水肿为主证者，发生病机涉及虚、瘀、湿三个因素。初则或因先天禀赋不足，或因后天劳损，导致肺脾气虚。继之，肺气虚无力推动，血脉运行迟滞，血停为瘀。脾气虚运化无权，脾不升清，津液不能上承，下流为湿。肺失治节，宣降失司，水道不调，津气泛溢，下趋阴股，水肿乃成。而脉道瘀阻，更直接造成水湿留滞而肿。湿性重浊黏腻也是损耗正气，妨碍血行的重要原因。湿、瘀、虚三者辗转相因，导致水肿逐渐加重。因此，本病以气虚血瘀为根本，以湿停为表现。治当以益气活血、利水消肿为大法。但去瘀未必非用攻伐之品不可，且活血药为动药，若长期大量使用则耗血动血，扰乱机体功能，导致气血阴阳平衡失调，更加重气虚。临证中遵循《素问·气交变大论》"夫五运之政，犹权衡也，高者抑之，下者举之，化者应之，变者复之"之理论，强调下部疾病或下陷性疾病应用升举的治疗方法，以补中益气汤升阳举陷为基本方，可通过健脾益气达强壮肌肉、增加小腿肌肉泵的作用，再加入防己、泽泻利水消肿，使病情明显改善。

对于已施行下肢静脉手术的患者，往往导致下肢部分淋巴管、浅静脉破坏，在潜在的淋巴管、浅静脉开放、代偿之前，下肢静脉、淋巴回流受到一定的影响，可见患肢肿胀、皮肤温度增高等临床症状。此时采用四妙散、桃红四物汤加减治疗，可减少渗出，促进淋巴和静脉的回流，减少术后各种并发症的发生。由于手术只是修补了一对瓣膜，而不能修补所有功能不全的瓣膜，故术后中医药辨证治疗具有一定的优越性。术后坚持服用健脾利湿、益气活血中药的患者，患肢酸胀、水肿、色素沉着等不适症状改善更为明显。

出现下肢静脉性溃疡者，多由于湿热下注，脾虚湿盛，气虚血瘀所致。

溃疡难愈的根本原因与"瘀"的存在有关，气血瘀滞，经络瘀阻，邪浊留恋，瘀滞不化。瘀为其本，溃疡为其标。因此，治疗下肢溃疡的关键则在于祛瘀。通过药物和绷缚等方法，改善静脉血流及降低静脉内压，以达血活瘀化、腐祛新生、溃疡愈合的目的。下肢静脉曲张性溃疡并非一种单独的疾病，而是一种由血液倒流或回流障碍引起的综合征，单纯溃疡的治疗仅治其标，有条件者可在溃疡愈合后行手术治疗，以图根治，不宜手术者，宜长期用弹力绷带包扎，保护小腿，减少复发。应在临床中将中西医多种治疗手段有机结合，使其优势互补，能充分体现出对因对症的的全面治疗，有利于缩短治疗周期，降低复发率，值得临床推广应用。

二、中医诊疗策略

【病因病机】

本病为本虚标实之证。患者先天元气不足，脉络空虚；长期负重、站立、感受寒湿之邪或局部损伤。脉络为湿邪阻滞，气血不行，气滞血瘀，故肢体肿胀，久之皮肤变黑、青筋怒张；湿邪郁久化热，湿热下注，热胜肉腐，故小腿肿胀瘙痒、溃疡。中医认为溃疡好发于内侧是由于下肢内侧为足三阴经循行交会部位，多血少气，故易形成血瘀而气虚，难于收敛收口。

西医认为 PDVI 的病因有以下学说。

1. 瓣膜学说　由于先天性静脉瓣膜发育不良或缺如，或静脉瓣膜随着年龄增长发生变性，以及长久站立，各级瓣膜受到血柱压力逐渐破坏而关闭不全。

2. 管壁学说　静脉壁先天性薄弱，以及在长期血柱重力的作用下，管腔明显扩张增粗，造成瓣膜相对关闭不全。

原发性深静脉瓣膜功能不全导致静脉高压和下肢淤血，其症状表现与受害瓣膜部位有关，当病变只在大腿时，仅表现为大腿重垂感；病情进展影响小腿，并导致远端交通支瓣膜破坏，则发生足靴区营养性改变。

【诊断】

1. 临床表现　本病的主要症状为下肢肿胀、胀裂性疼痛，站立时症状明显加重，平卧抬高肢体则症状明显缓解；伴有大隐静脉瓣膜功能不全时，表现为浅表静脉迂曲扩张；后期出现交通支瓣膜关闭不全时则出现皮肤淤滞性改变，如脱屑、色素沉着、湿疹、甚至反复不愈的溃疡。体征：下肢浅静脉曲张；小腿足踝部可凹性水肿，皮肤变薄、干燥、色素沉着、湿疹样变，溃疡多位于小腿踝部内侧。

2. 辅助检查 当患者出现下肢静脉曲张、肿胀或足靴区淤滞性皮炎改变时应做以下检查明确深静脉瓣膜功能以进行诊断。

（1）多普勒血流检查：使用 8 MHz 探头在腘静脉瓣膜处、4 MHz 探头在股静脉瓣膜处听诊。用手压迫探头近端的肢体时，如听到血流声音则说明该处瓣膜关闭不全，存在静脉反流。

（2）光电容积描记：通过描记下肢静脉容积减少和静脉再充盈时间（VRT）所反映的静脉血容量变化，说明深静脉瓣膜功能。VRT < 20 秒，则提示存在静脉瓣膜功能不全。用充气袖带压迫股部、膝下和踝上浅静脉后再描记，如 VRT > 20 秒，说明反流原因为浅静脉瓣膜功能不全所致；VRT < 20 秒，提示深静脉瓣膜功能不全。

（3）彩色多普勒超声：可显示深静脉管腔增宽、管壁光滑，深静脉瓣膜存在但模糊、短小，可见扩张的静脉窦。做瓦氏试验（Valsalva 试验）时，彩色血流出现"逆转"，频谱显示连续性反向血流征象。

（4）静脉压测定：可反映静脉淤血而间接了解瓣膜功能。正常的静息时静脉压为 125 ~ 135 cmH$_2$O，活动后降至 60 ~ 65 cmH$_2$O，停止活动后静脉压回升至静息时水平的时间 > 20 秒。PDVI 患者的静息静脉压与正常差异不大，主要表现在活动后静脉压无明显改变，压力回复时间 < 20 秒。

（5）静脉造影：是诊断 PDVI 的"金标准"，可明确深静脉病变状况，为手术方案制定提供依据。

1）顺行造影：深静脉全程通畅，明显扩张，瓣膜影模糊或消失，失去正常的竹节状形态而呈直筒状；Valsalva 屏气试验时，可见含有造影剂的静脉血自瓣膜近心端向瓣膜远侧逆流。

2）逆行造影：显现造影剂通过瓣膜向远端反流，反流量多少和反流抵达部位说明病变的严重程度。根据 Kistner 标准，瓣膜功能分级如下：

0 级：平静呼吸时，无造影剂通过瓣膜向远侧泄漏。

Ⅰ级：有造影剂逆流，不超过大腿近段。

Ⅱ级：造影剂逆流不超过膝关节平面。

Ⅲ级：造影剂逆流超过膝关节平面。

Ⅳ级：造影剂向远侧至小腿深静脉，甚至达踝部。

附：诊断标准

（1）具有如下一种以上的临床症状：下肢肿胀、胀裂性疼痛，在站立时症状明显加重，平卧抬高肢体则症状明显缓解；浅表静脉曲张；皮肤脱屑、变黑、瘙痒或者反复不愈的溃疡。

（2）具有如下一种以上的体征：下肢浅静脉迂曲扩张；位于足踝周围或小腿的凹陷性水肿；小腿部皮肤干燥脱屑、色素沉着、湿疹样变，小腿内侧或足踝部可见皮肤溃疡，反复发作，缠绵难愈。

（3）具备前述的一种以上的辅助检查结果支持。

【鉴别诊断】

PDVI 在症状、体征上与许多静脉疾病类同，临床上注意和以下疾病相鉴别。

1. 深静脉血栓形成后综合征　此病是由于深静脉血栓形成继发的深静脉瓣膜功能不全。在早期以管腔狭窄闭塞、静脉回流障碍所致的静脉阻塞性病变为主，晚期以瓣膜破坏、关闭不全引起血液反流改变为主。故临床鉴别要点为本病多有分娩、手术、创伤、长期卧床等病史，血栓急性期表现为下肢广泛性肿胀、疼痛，股三角、腘窝、小腿腓肠肌处压痛；血栓再通后出现静脉反流、下肢淤血所致的肿胀、足靴区溃疡均较 PDVI 要严重和出现早。彩超和静脉造影显示深静脉管腔不规则，管壁毛糙，侧支循环建立，可有陈旧性血栓，并有反流征象。

2. 原发性大隐静脉瓣膜关闭不全　表现为下肢沉重、易疲劳，大隐静脉及分支迂曲扩张，后期交通支受累可引起足靴区营养性改变。与 PDVI比，症状较轻，肢体肿胀不明显，无胀破样疼痛。需做静脉造影最终确定。

3. **Klippel – Trenaunay 综合征**　是一种先天性静脉畸形，又称先天性静脉畸形骨肥大综合征，临床较少见。临床表现以深部或（和）浅静脉发育畸形，皮肤毛细血管瘤，骨骼和软组织过度生长等三联症为特征，病变主要发生在下肢。当病变程度较轻时，临床上极易与原发性下肢深静脉瓣膜功能不全相混淆。往往是青少年时有明显症状而就诊，曲张浅静脉多位于下肢外侧，患肢粗大，皮温升高，肢体外侧及臀部有皮肤血管瘤样红斑性改变。下肢静脉造影检查可发现静脉走行异常、狭窄、闭塞或部分缺如，可以作出鉴别诊断。

4. 肢体淋巴水肿　原发性肢体淋巴水肿，是由于淋巴系统发育异常引起，继发性肢体淋巴水肿多数与反复下肢感染有关。起病初期肿胀局限于肢体远端，站立、活动后加重，平卧休息后肿胀减轻，病情严重者可蔓延整个肢体。患肢皮肤光亮，呈凹陷性水肿，最终发展成严重的象皮肿。但无浅静脉迂曲、扩张表现。淋巴管造影有助于鉴别诊断。

5. 下腔静脉阻塞综合征　多由于下肢深静脉、盆腔静脉血栓形成蔓延，造成下腔静脉阻塞。临床主要表现为双下肢肿胀，全下肢浅静脉曲张，同时在会阴部、胸腹壁可见到浅静脉扩张或曲张。发病隐匿者，多表现浅静脉曲张，与原发性下肢深静脉瓣膜功能不全极为相似。病程较长者可出现足靴区皮肤营养障碍改变，或形成经久不愈的溃疡。最有效的鉴别方法是静脉造影，可明确了解下腔静脉阻塞部位、类型和程度。多普勒超声检查亦可协助诊断。

【辨证分型】

1. 脾虚湿阻证　下肢沉重乏力，站立行走时肿胀疼痛，平卧抬高腿部时减轻，皮表青筋怒张，严重者胫踝处变黑。舌淡或淡紫有瘀斑，苔腻，脉濡或沉细。

本证属脾虚不能运化水湿，湿邪阻滞脉络。水湿下注，溢于肌肤，故发水肿；脉络受阻，气血郁滞，故胀痛；病久成瘀，脉络血瘀，肌肤失养，故皮黑、青筋怒张。舌淡或瘀紫、苔腻、脉濡为脾虚湿阻血瘀之象。

2. 湿热下注证　下肢肿胀、疼痛，足踝部红肿热痛，色素沉着，青筋怒张，溃疡难愈，脓水淋漓。舌黯红，苔黄腻，脉滑。

湿邪郁久化热，湿热下注，经络阻滞，故肢体红肿热痛；热胜肉腐，酿化成脓，故溃疡流脓；因病在足三阴经，多血少气，故溃疡难敛难收，久不愈合。舌黯红，苔黄腻，脉滑为湿热阻于三阴经血分之象。

【辨证诊疗思路与方案】

1. 病情分析与确定治疗目标　将诊断为 PDVI 的患者根据临床表现和辅助检查结果分为轻重程度的不同。

轻度：久站后下肢沉重不适，浅静脉扩张或曲张，踝部轻度水肿。静脉造影显示瓣膜功能为 0 级或 I 级。

中度：浅静脉明显曲张，伴有轻度皮肤色素沉着及皮下组织纤维化，下肢沉重感明显，踝部中度肿胀。静脉造影显示瓣膜功能为 II 级或 III 级。

重度：短时间活动后即出现小腿胀痛或沉重感，水肿明显并累及小腿，浅静脉明显曲张，伴有广泛色素沉着、湿疹或溃疡（已愈合或活动期）。静脉造影显示瓣膜功能为 IV 级。

根据病情的轻重程度不同，确定相应的治疗目标。

轻度：采用中医药辨证施治为主，配合弹力驱动袜辅助治疗，以达到改善下肢沉重不适和踝部轻度水肿，避免浅静脉扩张或曲张加重。

中度：采用手术治疗以改善静脉瓣膜功能，减轻下肢淤血，围手术期运用中医药辨证施治，增进疗效，促进患者术后尽快恢复，术后长期应用弹力驱动袜治疗。

重度：对于有严重下肢淤血性静脉炎（广泛色素沉着、湿疹或溃疡形成）的患者，先以保守治疗减轻局部症状或溃疡接近愈合时，再采用手术治疗以改善静脉瓣膜功能，减轻下肢淤血，围手术期仍运用中医药辨证施治，增进疗效，促进患者术后尽快恢复，术后长期应用弹力驱动袜治疗。对于难愈性皮肤溃疡，可根据条件选择手术同期进行点状或邮票植皮术，以促进溃疡的愈合。

2. 选择治疗方案的依据与影响治疗效果的因素　病为本虚标实之证，

患者先天元气不足，脉络空虚为其内因，本着"治病求本"的原则，采用中医辨证施治，调整患者的身体状态，使其正气充足，则抵御外邪或外来伤害的能力自然增强。

从现代解剖学的角度来看，对于中度和重度的 PDVI 患者，股浅静脉的第一、二、三……对静脉瓣膜的瓣叶和游离缘均处于伸长、脱垂的状态，静脉管腔明显增大；而且当瓣膜破坏一旦越过了腘静脉平面，胫腓静脉受到影响，一方面因为血柱离心距离愈远，压力也愈高，另一方面也是由于小腿深静脉瓣膜破坏后，腓肠肌压迫深静脉，不仅促使血液向心回流，同时也向远侧逆流，从而导致远侧深静脉和交通支静脉瓣膜破坏。深静脉增粗和瓣膜破坏的结果，形成类似直筒形管，静脉造影时可以看到注入髂 - 股静脉的造影剂很少向心回流，呈现直泻性向远侧逆流。目前在临床上往往只能针对股浅静脉第一对瓣膜进行有效修复，而不能修补所有功能不全的瓣膜，而且由于手术的创伤，可以导致下肢部分淋巴管、浅静脉破坏，在潜在的淋巴管、浅静脉开放、代偿之前，下肢静脉、淋巴回流受到一定的影响，可在术后出现患肢肿胀、皮肤温度增高等临床症状。此时采用活血利湿消肿的中药治疗，可减少渗出，促进淋巴和静脉的回流，降低血黏度、缓解高凝状态、改善血液流动性，能够明显减少术后各种并发症的发生。术后坚持服用健脾利湿、益气活血中药的患者，患肢酸胀、水肿、色素沉着等不适症状改善更为明显。

由此可以看出，中医药辨证施治对于各种 PDVI 患者，均具有重要的临床意义。

中医辨证的准确与否，遣方用药是否合适，手术适应证及术式的选择是否恰当，均与临床疗效密切相关。

3. 一般治疗　对 PDVI 患者，应加强休息，避免长期站立、负重行走，由于职业性原因无法避免者，需穿弹力驱动袜。经常采取抬高下肢的休息体位。行静脉瓣膜修复手术的患者，术后更需做到上述几点。

4. 辨证治疗

（1）内治法

1）脾虚湿阻证

治则：健脾利湿，活血化瘀。

方药：参苓白术散加减。

药用：党参10g，茯苓30g，生白术10g，薏苡仁30g，扁豆10g，山药15g，泽泻20g，黄芪15g，丹参30g，牛膝15g，陈皮10g。

加减：湿重肿胀甚者，加车前子15g、萆薢10g、滑石10g以利湿消肿；疼痛及足靴区瘀血严重者，加赤芍10g、丹皮10g、桃仁10g、红花10g以活血化瘀止痛；兼见肢体色黑、肿胀、畏寒怕冷、腰膝酸软等肾阳不足证候者，加服金匮肾气丸。

2）湿热下注证

治则：清热利湿，化瘀通络。

方药：萆薢渗湿汤加减。

药用：萆薢15g，黄柏10g，苍术10g，车前子15g，猪茯苓各30g，白鲜皮10g，丹皮10g，滑石15g，牛膝15g，忍冬藤30g。

（2）外治法

1）未溃破时：穿驱动袜或自踝至小腿缠缚弹力绷带，以减轻浅静脉、交通支瘀血，帮助静脉回流。

2）足靴区郁滞性病变时：

a. 湿疹处理：红肿渗出者，予中草药煎汤冷湿敷；干燥瘙痒属热者外敷黄连膏或青黛膏，无热象者外抹天麻膏或外搽一效粉。

b. 溃疡处理：脓腐较多时，疮面撒青黛散、五石散，外周敷油调膏或黄连膏；或用清热解毒中草药煎汤湿敷。无炎症及渗出时，用一效膏或生肌玉红膏、生肌散换药。

5. 其他疗法

（1）针刺疗法：穴位：足三里、三阴交、中都、曲骨、太冲、曲泉、横骨、筑宾、白环俞、殷门、承扶、承山、承筋、血海。方法：每次选3～

4 个穴位，刺入穴位得气后，留针 30 分钟，行强刺激，每日 1 次，10 次为 1 个疗程。

（2）西医手术治疗：凡诊断明确，瓣膜功能不全 Ⅱ 级以上者，均可考虑施行深静脉瓣膜重建术。主要方法有：

1）股浅静脉腔内瓣膜成形术：通过缝线，将松弛的瓣膜游离缘予以缩短，使之能合拢关闭；

2）股浅静脉腔外瓣膜成形术：通过静脉壁的缝线，使两个瓣叶附着线形成的夹角，由钝角回复至正常的锐角，恢复闭合功能；

3）股静脉壁环形缩窄术（戴戒术）：在正常情况下，瓣窦宽径大于非瓣窦部位静脉宽径，因而利用缝线、组织片或人工织物包绕于静脉外，缩小其管径，恢复瓣窦与静脉的管径比例，瓣膜关闭功能随之恢复；

4）带瓣膜静脉段移植术：在股浅静脉近侧植入一段带有正常瓣膜的静脉，借以阻止血液逆流；

5）半腱肌－股二头肌袢腘静脉瓣膜代替术：手术原理是构建半腱肌－股二头肌 U 形腱袢，置于腘动静脉之间，利用肌袢间歇收缩与放松，使腘静脉获得瓣膜样功能。由于深静脉瓣膜关闭不全同时伴有浅静脉曲张，因此需要同时做大隐静脉高位结扎、曲张静脉剥脱，已有足靴区色素沉着或溃疡者，尚需做交通静脉结扎术。

【治疗难点与对策】

1. 病因病机的确定　　PDVI 是由 Kistner 在 1980 年首先提出，为近年来大量临床研究结果所证实的一种新型独立的疾病，具有较高的临床发病率。本病在临床中虽然有"筋瘤""水肿""臁疮"等不同的局部表现形式，实际上在病因病机中均有固定的规律可循。表面上看，湿热下注、气滞血瘀为其主要病机，但从根本上说，患者先天元气不足，复因长期负重、站立、局部损伤而导致脉络空虚应是本病主要的病因病机，即本虚标实之证。因此，要求在临床中将局部辨证与全身的整体辨证有机地结合起来，标本兼治，不可偏废。如对于肢体水肿，适当的利湿消肿可以暂时改善临床症状，长期应用必然耗伤人体的阴津,应究其根源,通过健脾益气,使得脾气旺盛,则水湿得以充分的运化,水肿自消。

2. 筛选有效的治疗方剂　对于 PDVI 的治疗,每名医生在遣方用药时往往处于"各自为政"的状态,所用方剂大多为各自的经验处方,种类繁多,用药标准无法统一,在疗效上不易相互比较孰优孰劣。如对于静脉淤血性下肢溃疡,传统的观点认为是湿热下注、瘀血凝滞所致,有些学者提出了"寒湿夹瘀""痰凝夹瘀"等引起的营卫不和也是其病机的观点,唐汉钧强调"虚""瘀"是溃疡久治不愈的病理基础,提出慢性溃疡"瘀不去、肌不生,气血盛,肉乃长"的观点,主张补虚祛瘀生肌,并设立一系列祛瘀生新的治疗方药,收到了明显的临床疗效。在相互联合、加强沟通的基础上,如能采用循证医学的思路和方法,对 PDVI 的诸多治疗方案做深入的研究,必然能获得理想的研究结果,PDVI 的治疗亦将上升一个新的高度。

3. 中西医治疗有机地结合　对于重度 PDVI 患者,单纯的中医药治疗或西医手术均不能达到理想的效果,此时,针对有手术治疗适应证的患者,也可采取包括手术在内的中西医结合的综合治疗方案。

三、研究方向

对于原发性深静脉瓣膜功能不全（PDVI）的研究，应注重如下问题。

1. 继承古代外科血管学的宝贵遗产，不断发掘丰富的临床经验和各种有效的治疗方药。通过古文献研究，我们发现，在源远流长的中医外科的发展历程中，有很多实用易学的精方，如具有养血舒筋作用、能够治疗"筋瘤"的清肝芦荟丸，具有解毒消肿作用、能够外敷治疗"臁疮"的解毒紫金膏等，在《外科正宗》《医宗金鉴》《外科真诠》等多部医著中均有记载，值得我们在临床中进一步斟酌选用，并可通过随机对照研究进一步判定其疗效。条件成熟时，可以作为新药开发的目标，将之发扬光大。

2. 加强临床实践，注意从中探求规律，注重发挥名老中医治疗"筋瘤""水肿""臁疮"的学术特色，不断提高中医的诊治水平。师徒传承是包括中医外科在内的中医理论和实践得以流传至今的重要途径，目前已经为广大的中医从业者重新认识。因此，各级中医院纷纷设立了"名老中医工作室""名老中医研究室"等机构，指派专人跟随名老中医出诊、查房，总结其学术特点、经验、辨证的思路和遣方用药的规律，帮助其著书立说，避免名老中医的宝贵经验失传。今后，这项工作还将不断开展并逐渐深入下去。

3. 中西医并重，吸取近代科学技术成果，"洋为中用"，以使中医周围血管病学日臻完善，治法不断丰富。将中医辨证施治与改善静脉功能的外科手术有机地结合起来，摒弃片面的治疗观念，根据患者的病情选用最适合的治疗方案，通过临床中的大量病例实践，摸索出具有能够确切改善静脉瓣膜功能的治则和方药（如活血化瘀、清热利湿等），不断研发出中药新品种，获得经济效益和社会效益的共同提高。加强中医外治法的研究，并与现代科技紧密结合，将中药超声雾化和透入、中药离子导入、中药电磁疗法、中药加高效皮肤渗透剂、中药穴位注射法、激光照射法、超短波治疗法等特色外治方法引入"筋瘤""水肿""臁疮"的治疗中，并研究其是否具有确切改善静脉瓣膜的功能，这种"以外治内"的思路如果获得多中心、随机对照研究的临床证实，必将给 PDVI 的研究带来突破性进展，也将会给其他疾病的中医药研究提供一个可供参考的范例。

4. 加大基础研究投入的力度，探讨临床有效治疗方药的作用机制。实践 – 理论 – 实践的循环过程将使实践的内容得到升华，同时使理论得到了实践的检验，应当把这个过程引入到 PDVI 的研究中。在临床中找到针对 PDVI 的主要治则和主方，并经过严格的临床检验后，进一步进行严密的科研设计，通过体内、体外的实验研究，从分子、基因等微观世界得出其改善静脉功能的主要依据，并对主方进行拆解研究，找出其中的主药，甚至找到起作用的主要成分，此过程将大大提升中医的科研水平和实力，还将在新药开发的工作中掌握主动权，但这项工作绝不是短时间内能够完成的，甚至需要几年或十几年连贯的研究方能完成。

第七章
血栓性浅静脉炎

血栓性浅静脉炎（superficial thrombophlebitis）是一种临床常见的周围静脉系统疾病，多发于四肢，其次是胸腹壁，少数呈游走性发作，此起彼伏，在多处交替发病。临床特点为：沿浅静脉走行突发红肿、出现硬结节或条索状物，有明显的疼痛或压痛；急性期过后，条索状物变硬，皮肤遗留色素沉着。属于中医"恶脉""赤脉""月扁病""黄鳅痈"范畴。本病多见于青壮年人，男女均可患病，近年发病率有上升趋势。由于本病临床症状相对较轻，易被忽视，部分患者可并发深静脉血栓，甚至肺动脉栓塞等危及生命的并发症；另外，继发于恶性肿瘤及结缔组织疾病者经常被延误诊治。

一、中医研究现状

【古文献研究】

中医学中无血栓性浅静脉炎的病名，但查阅我国古医籍文献，与此病相关的论述多多分散于"黄鳅痈""青蛇毒""青蛇便""恶脉"等章节中。

早在东晋，葛洪所著的《肘后备急方》首次明确记载了"恶脉"并阐述了其病因及治法："恶脉，身中忽有赤络脉起如蚓状。此由春冬恶风入络脉之中，其血瘀所作，宜服之。五香连翘汤，去血。敷丹参膏，积日乃瘥，余度山岭即患。常服五香汤，敷小豆得消，以下并姚方。"另有"皮肉卒肿起，狭长赤痛名月扁"是以月扁命名本病的最早记载。

南北朝龚庆宣《刘涓子鬼遗方》详细地记述了"青蛇便"的症状、病因病机及治法："青蛇便生足肚之下，结块长二三寸许，寒热大作，饮食不进，属足少阴与足太阳二经，由肾经虚损，湿热下注所致。头向上者难治，头向下者刺出恶血，如老弱之人呕吐腹胀，神昏脉躁者，必死。"

隋代巢元方《诸病源候论·恶脉候》有："恶脉者，身里忽有赤络，脉起虺虺聚如死蚯蚓状。……由春冬受恶风，入络脉中，其血瘀结所作也。""久不瘥，缘脉结而成瘘"。《诸病源候论·月扁病候》中曰："月扁病者，由劳役肢体，热盛自取冷风而凉湿所折，入与肌肉筋脉结聚所成也"进一步指出了本病的病因病机及预后。

唐代孙思邈在《备急千金要方·卷二十二·疔肿毒方》中称之为"赤脉病"。"又有赤脉病，身上忽有赤脉络起，陇耸如死蚯蚓之状，看之如有水在脉中，长短皆逐脉所春冬恶风，入络脉中，其血肉瘀所作也。宜五香连翘汤，及竹沥等治之……"

明代《普济方》中曰："恶脉，夫恶脉之病。其状赤络忽起。虺虺而聚。若死蚯蚓之状。又若水在脉中。长短随络脉所生。得之春冬恶风入于络脉。瘀结而成是疾。久不治。则结脉变为瘰病。宜服五香连翘汤，及竹沥等治之。刺去其血。仍敷丹参膏。亦用白鸡屎涂之。综合了前世医家对"恶脉"的论述。王肯堂《证治准绳·胫阴痈》以"黄鳅痈"之病名论述，"足小肚内侧，微红微肿，坚硬如石三四寸许，痛楚难禁，何如？曰：此名黄鳅痈。属足太阴与足厥阴二经湿热，又积愤所致。宜服五香汤……或万病解毒丹。不足者，十全大补汤加牛膝、木瓜。若过时溃出清水，虚火上升，呕吐不食者不治。"申斗垣《外科启玄》中指出"青蛇便"与"青蛇痈"同属一病："青蛇便即青蛇痈，生小腿上，有一条如蛇，大者为头，小者为尾，初起宜表汗。"

清代吴谦等《医宗金鉴·外科心法要决》《医宗金鉴·外科心法要诀》曰："青蛇毒，生腿肚下，形长三寸紫块僵，肾与膀胱湿热结，急针蛇头血出良。注：此证又名青蛇便，生于小腿肚之下，形长二三寸，结肿，紫块、僵硬，憎寒壮热，大痛不食，由肾经素虚，膀胱湿热下注而成。蛇头向下者，毒轻而浅，急刺蛇头一半寸，出紫黑血，随针孔搽拔疔散；外敷离宫锭，内服仙方活命饮，加黄柏、牛膝、木瓜。亦有蛇头向上者，毒深而恶急，刺蛇头一二寸，出紫黑血，针孔用白降丹细条插入五六分，外贴巴膏，余肿敷太乙紫金锭，内服麦灵丹，俟毒减退，次服仙方活命饮调和之。若毒入腹，呕吐腹胀，神昏脉躁，俱为逆证。"对本病的症状、病机、内外治法及预后均有详尽记载。

祁坤的《外科大成》指出了黄鳅痈与青蛇毒的不同。"黄鳅痈，生小肚内侧，长三四寸。一名胫阴疽，微红微肿，坚硬加石，痛甚，由脾经湿热或肝经积愤所致。初宜五香流气饮，加下部引经药；溃而出清水，呕吐不食者，不治。青蛇毒生足肚之下，亦长二三寸，寒热不食，由足少阴太阳湿热下注。蛇头向下者顺，向上难治。宜针蛇头，出黑血。搽拔疔散，肿处涂离官锭子。内服药与腓腨发同。"

沈金鳌的《杂病源流犀烛·卷二十九·腿股膝髌踝足病源流》中提出了"黄鳅痈"的病因与肝脾及情致有关："固知膝膑肿痛之病，有非一端，所当辨析以治之者也。发于足小肚上半，三四寸许大，红肿坚硬如石，痛甚者，名黄鳅痈，由肝脾二经湿热或积怒所致（宜五香汤，流气饮加牛膝、木瓜、防己、黄柏），壮实者下之（宜万病解毒丹）。"

高秉钧的《疡科心得集·辨鱼肚毒腓腨疽黄鳅痈论》曰："黄鳅痈，生于小腿肚里侧，又名胫阴疽，由肝脾二经湿热凝结而成……如期溃出稠脓者，吉；如溃流污水败酱者，凶。"也认为"黄鳅痈"与肝脾有关，并以脓辨顺逆。

以上可见历代医家对本病的病因病机及治疗积累了丰富的经验，值得进一步继承研究。

【中医治疗现状】

中医治疗血栓性浅静脉炎主要有分型内治、外治、专方及中药制剂、中西医结合等方面，分述如下。

1. 分型内治   陈淑长认为本病乃湿热之邪侵入经脉，导致气血瘀滞。多分为脉络湿热证、脉络瘀阻证两型，治以清热解毒利湿、活血化瘀通络。其治疗应内服药及外用相结合；对于胸、腹壁血栓性浅静脉炎，治当活血软坚通络为主。尚德俊认为本病是由于湿热蕴结、瘀阻脉络所致。分期与分型相结合，在急性炎症期（湿热证），应以清热利湿为主，佐以活血化瘀；慢性炎症期（瘀结型），应重视外治疗法的应用。张益民将本病分为湿热凝滞、血瘀络阻证和气虚血瘀、脉络凝结证。湿热凝滞、血瘀络阻证见于急性期，治以清热解毒、利湿活血；气虚血瘀、脉络凝结证多因急性静脉炎迁延而致。治以益气活血、通络散结。共诊治68例，治愈52例，显效12例，有效4例。周凤军等将本病分为湿热蕴结、血瘀阻滞、肝郁气滞三型。湿热蕴结型治宜清热利湿、活血解毒；血瘀阻滞型治宜活血化瘀、行气散结；肝郁气滞型治宜疏肝解郁、活血止痛。金星等将本病辨证分为三型：湿热下注型，运用四妙散加味以清热利湿、活血消肿；气血瘀滞型，运用活血通脉饮加减以活血消肿、化瘀通脉；脾肾阳虚型，运用温肾健脾汤加减以温肾健脾、活血利湿。治疗206例，临床治愈97例，显效45例，好转 48 例，无效 16 例，总有效率为 92.2%。郭守芳等将本病辨证为四型。湿热下注型：清热利湿、散瘀通络；气滞血瘀型：活血化瘀、散结止痛；脾虚湿瘀型：益气健脾、利湿化瘀通络；肝郁血瘀型：疏肝解郁、活血化瘀。共治疗 30 例，临床痊愈 20 例，好转 8 例。

2. 外治 外治法治疗血栓性浅静脉炎有其独特的优势，如药源丰富、简廉易行、安全性高，外用药物因其能直接作用于人体病变部位，所以收效迅速、疗效显著。罗文清自拟复方水蛭膏外敷治疗本病 46 例，收效良好。刘爱芹等用大黄、芒硝各 250g 研碎后，用陈醋调成糊状，敷于患处，治疗 58 例，治愈 36 例，治愈率为 62.7%。戴丽萍等将水调散（黄柏、煅石膏）用凉开水调成糊状，外敷患处，以泄热消肿，共治疗本病 142 例，显效 62 例，有效 77 例，无效 3 例，总有效率为 98%。司呈泉用活血止痛散水煎后熏洗治疗本病 38 例，治愈 29 例，好转 5 例，有效 3 例，无效 1 例，总有效率为 92.2%。周家坤用马钱子、黄连加入酒精中浸泡 5 天，用酊剂湿敷或浸泡效果显著。秦晔报道应用芒硝装袋外敷治疗足靴区血栓性浅静脉炎 36 例，总有效率为 86.11%，是经济有效的治疗方法。耿为民等用血竭芒硝散（血竭、芒硝、冰片、威灵仙、三七）外敷，治疗化疗致血栓性浅静脉炎患者 34 例，总有效率为 91.2%，血热型有效率为 92.0%，血瘀型为 88.9%。蔡忠仁用紫金锭治疗因抗癌药物引起的浅静脉炎 27 例，并与 16 例使用硫酸镁外敷者对比，结果两组总有效率相同，但观察组的治愈率（77.8%）明显高于对照组（56.2%）。刘晓棠等使用双柏散醋调外敷治疗静脉输液后浅静脉炎 40 例，并与局部湿敷 50% 硫酸镁 38 例对比观察，结果观察组 40 例因 2 例外敷中药后局部瘙痒退出，实际观察 38 例，治愈 27 例，有效 10 例，无效 1 例，总有效率为 97.37%。两组疗效比较，有显著性差异，观察组疗效明显优于对照组。韩书明将本病分为急性期和慢性期进行治疗，急性期局部红肿，外用自制清热解毒的芙蓉膏，慢性期条索硬结明显者，外用自制的活血化瘀、软坚消肿的紫色消肿膏，治疗 146 例，总有效率为 99.3%。王琳等应用李廷来消炎膏（芙蓉叶、生南星、升麻、大黄）外用，联合内服神妙汤，静点丹参注射液，治疗本病 120 例，治愈 86 例，显效 24 例，有效 9 例，无效 1 例，治愈率为 71.17%；总有效率为 99.12%。除 3 例发生局部皮肤轻度瘙痒感外，未发现其他不良反应。

3. 专方及中药制剂　张广利在常规治疗浅静脉炎的基础上加用自拟解毒化瘀汤，与单纯常规治疗各 60 例对比观察，结果治疗组总有效率为 98.3%，对照组总有效率为 75.7%。郑茹文等应用三藤四草五根汤加减治疗各类型的浅静脉炎 25 例，注意患肢抬高休息与活动时打弹力绷带，治愈 18 例，显效 6 例，有效 1 例，有效率为 100%。王孝飞使用溶栓汤治疗本病 50 例，治愈 41 例，好转 7 例，未愈 2 例。徐向孜以当归拈痛汤加减治疗湿热蕴结型浅静脉炎，结果治愈 25 例（41.7%），显效 21 例（35%），有效 12 例（20%），无效 2 例（3.3%），总有效率为 96.7%。李尚珠观察痹祺胶囊治疗四肢的血栓性浅静脉炎 29 例，胸腹壁血栓性浅静脉炎 6 例。34 例中临床痊愈和显效 20 例，占 58.8%，有效 12 例，占 35.3%，总有效率为 94.1%。表明该药治疗血栓性浅静脉炎临床疗效较好。彭玮报道灯盏细辛注射液联合其院内制剂金黄散加铁箍散治疗本病，疗效好于丹参注射液联合同种外用药。侯玉芬等用花栀通脉片治疗患者 120 例，设穿王消炎片为对照组，花组治愈及显效率为 90.84%，总有效率为 96.67%；对照组治愈及显效率为 74.36%，总有效率为 88.89%。治疗组治愈及显效率明显高于对照组，有统计学意义。王一飞等探讨迈之灵片联合连翘败毒片治疗湿热瘀阻型下肢血栓性浅静脉炎的临床疗效，治疗组 36 例，对照组 31 例，对照组口服肠溶阿司匹林片和头孢拉定胶囊或左氧氟沙星片。结果治疗组临床治愈率及有效率分别为 77.8%、94.5%，对照组分别为 48.4%、83.9%，治疗组在退红、消肿、止痛时间方面均短于对照组。蒋沁蓓将脉络宁注射液与复方丹参注射液对比，分别治疗老年性下肢血栓性浅静脉炎各 27 例，结果显示疗效无显著差别，但脉络宁注射液并发症更少。

4. 中西医结合治疗　周涛治疗下肢静脉曲张并发本病 156 例，下肢深静脉血栓形成后并发 31 例，患肢输液后引起 8 例，外伤引起 15 例，恶性肿瘤引起 4 例，无明确病因 6 例，共 220 例；其中属湿热蕴结型（急性期）139 例，瘀血阻络型 81 例（慢性期）。急性期以三妙散加味口服，局部外涂马黄酊；慢性期以通脉活血汤加味口服，局部外涂海普林软膏，均静滴丹参注射液。106 例先后行手术治疗，手术成功率 45%，术后随访 1 年，复发6 例，复发率 6.1%，并进行了多方面的观察，疗效突出，说明中西医结合治疗确实有效，可缩短疗程，减少复发。赵玲玲应用口服中药、外敷新芙蓉膏，四肢静脉点滴尿激酶 3 天后，改用红花注射液治疗 58 例患者，治愈45 例，显效 10 例，好转 2 例，无效 1 例（为游走性浅静脉炎，后经检查为肿瘤所致）总有效率为 98.27%。吴超杰等治疗本病 28 例，西药用阿司匹林口服，中药以四妙勇安汤加味，治愈 19 例、显效 9 例，总有效率为100%。王恩江等用低分子右旋糖酐加蝮蛇抗栓酶静脉点滴，中药治疗分型论治，治疗本病 98 例，结果治愈 78 例、显效 15 例、进步 3 例、无效 2 例，总有效率为 97.96%。黄平平等观察中西医结合治疗浅静脉炎症 161 例，分成三组：中西医结合组（60 例）以四妙散辨证加味，加用西药克炎肿片；中药对照组（55 例）四妙散辨证加味，纯中药治疗；西药对照组（46 例）予克炎肿片治疗。结果：治疗组总有效率为 98.33%，显著性优于两个对照组；结论：中西医结合治疗本病实为一种较理想的方法。

【中医治疗现状评价】

从上文可以看出，中医药在治疗血栓性浅静脉炎方面有着历史悠久、经验丰富、方法多样、简便易行、疗效可靠等特点，通过对照观察联合西医方法尤其是手术疗法，可以提高疗效，减少复发。辨证治疗以湿热、血瘀为主选方用药，外治方法多样，病变较轻者，单独应用可取效，较重或由其他疾病引起者，多需内外、中西结合治疗。单纯的血栓性浅静脉炎疗效较好，他病引发者则疗效打折。且目前治疗多是临床经验总结，对照观察简单，对入选病例进行分层研究更少，分析粗糙，诊断、疗效标准不统一，不利于横向对比，结论难以令人信服。报道对静脉穿刺、输液所致的静脉炎及下肢淤血性静脉炎的治疗较多，胸腹壁静脉炎与游走性静脉炎的病例数相对较少。外用药应用多为自家经验，对不同剂型没有比较观察，另外存在少数过敏病例。因此，规范、细致、深入研究，对于提高本病的疗效意义重大。

二、中医治疗策略

【病因病机】

血栓性浅静脉炎属中医学"青蛇毒""恶脉""黄鳅痈"等范畴，其多由各种原因致湿热蕴结，肝气郁滞，外伤筋脉引发本病。饮食不节，恣食膏粱厚味、辛辣刺激之品，脾胃功能受损，水湿火毒内生，湿热积毒下注脉中；或由寒湿凝于脉络，蕴久生热而成。情志抑郁，恚怒伤肝，肝失条达，疏泄不利，气郁日久，由气及血，脉络不畅，瘀血停积。长期站立、跌仆损伤、刀割针刺、外科手术或输血、输液等均可致血脉受损，恶脉留内，积滞不散，致生本病。

总之，湿热毒邪入侵，以致筋脉气血瘀滞，阻塞不畅是为本病的主要病机。

【诊断】

1. 临床表现　发病部位以四肢多见（尤其多见于下肢），次为胸腹壁等处。

初期（急性期）：在浅层脉络（静脉）径路上出现条索状物，患处疼痛，皮肤发红，触之较硬，扪之发热，按压疼痛明显，肢体沉重。一般无全身症状。

后期（慢性期）：患处遗有一条索状物，其色黄褐，按之如弓弦，可有按压疼痛，或结节破溃形成臁疮。

临床上常见以下几种类型。

（1）肢体血栓性浅静脉炎：临床最为常见，下肢多于上肢，常有筋瘤病史。临床表现主要是累及一条浅静脉，沿着发病的静脉出现疼痛、红肿、灼热感，常可扪及结节或硬索状物，有明显压痛。当浅静脉炎累及周围组织时，可出现片状区域性炎性结节，则为浅静脉周围炎。患者可伴有低热，站立时疼痛尤为明显。患处炎症消退后，局部可遗留色素沉着或无痛性纤维硬结，一般需1~3个月后才能消失。

（2）胸腹壁浅静脉炎：多为单侧胸腹壁出现一条索状硬物，长10~20cm，皮肤发红、轻度刺痛，肢体活动时，局部可有牵掣痛，用手按压条索两端，皮肤上可现一条凹陷的浅沟，炎症消退后遗留皮肤色素沉着。一般无全身表现。

（3）游走性血栓性浅静脉炎：多发于四肢，即浅静脉血栓性炎症呈游走性发作，当一处炎症硬结消失后，其他部位的浅静脉又出现病变，具有游走间歇、反复发作的特点。可伴有低热、全身不适等症状。

2. 辅助检查　肢体浅静脉炎诊断较易，可做静脉彩超，明确血栓情况及是否延及深静脉；胸腹壁浅静脉炎，应该做腔、门静脉系统检查，如CT等；游走性浅静脉炎应注意动脉疾病、免疫系统疾病、恶性肿瘤的相应检查等。必要时行病理检查。

【鉴别诊断】

1. 结节性血管炎　本病多发于30~50岁妇女，皮损为皮下结节至较大的浸润块。好发于下肢，特别是小腿后侧，亦可发生于大腿、上肢。单侧或双侧发病，结节呈小圆形，潮红色或紫红色，结节表面有色素沉着，亦可有结节溃破。结节有的呈线状排列，多不发生溃疡，2~4周消失或遗留纤维结节，后者则消失很慢。结节经常反复发作。双侧发病时结节常不对称，往往一侧多于另一侧，有自发痛或压痛，结节发展慢，病程长，可侵犯其他器官。其病理特点：动脉和静脉皆可受累，管壁增厚，管腔闭塞，可有血栓形成，外膜、肌层均有弥漫性炎性细胞浸润。

2. 结节性多动脉炎　本病可发生于任何年龄，发病率男女比例约为4∶1。主要侵犯中小动脉，可侵犯静脉、淋巴管。皮损为多形性。发生于小腿，为多形性结节，如黄豆大或更大，一个或数个，沿动脉排列，疼痛和压痛，可自由推动或与皮肤粘连，呈正常皮色或玫瑰红色，甚至绛红色。结节可以坏死，形成溃疡。少数只累及皮肤，预后较好。此病称为良性皮肤结节性多动脉炎。此种结节多为成批出现，可伴有网状青斑和皮肤溃疡。非良性皮肤结节患者的病变为多个器官，以肾脏为主，伴有发热、多汗和关节酸痛等，最后以肾衰竭为致死原因。

3. 结节性动脉周围炎　本病多见于中年男性，常见小腿沿小动脉分布的皮下结节，可活动，皮色红，有疼痛，可发生溃疡。也可见红斑、瘀斑、紫癜、网状青斑等。容易反复发作。全身可出现发热、关节痛、汗出。还可以有胃肠、心、肺、肾、神经、肌肉、脑等同时受累。

4. 硬红斑　为皮肤结核的一种类型，好发于青年女性，以小腿的下 1/3 屈侧为多，常呈对称性。与皮肤粘连，有融合倾向，边界不清楚，呈紫红色，一般不高出皮肤，触之坚实，有轻微压痛或酸疼，消退后遗留色素沉着。硬结可破溃形成溃疡，愈合后形成萎缩性瘢痕。在冬季易复发。多有肺结核、淋巴结核等病史。

5. 结节性红斑　本病多发于青年女性，与风湿病相关，以春秋季节多见。发病前患者常有畏寒、发热、头痛、咽痛等上感症状。结节多发生于小腿伸侧，可呈对称分布，亦可发生于其他部位。大小不一，直径 1～5cm，可有数个至数十个，色鲜红，由鲜红渐变为黯红，疼痛，不破溃，结节消退后不留痕迹，易复发。

6. 下肢丹毒　发病部位以小腿伸侧面多见，初起恶寒、高热、头痛、骨楚、纳呆、溲赤、便秘等全身症状；继则皮肤出现红斑、灼热、疼痛、色如涂丹，压之褪色。放手后即复原状。红色常迅速向周围蔓延，有时红斑上出现水疱。红斑的边缘稍凸起，则与正常皮肤有明显分界，在红斑向周围扩散的同时，中央部分可逐渐痊愈而退为黯红或棕黄色，发生脱屑，周围部分也随之复原。

【辨证分型】

1. 湿热蕴结证　患肢肿胀、发热，皮肤发红、胀痛，喜冷恶热，或有条索状物；或微恶寒发热；苔黄腻或厚腻，脉滑数。

2. 脉络瘀阻证　患肢疼痛、肿胀、皮色红紫，活动则甚，小腿部挤压刺痛，或见条索状物，按之柔韧或似弓弦；舌有瘀点、瘀斑，脉沉细或沉涩。

3. 肝气郁结证　胸腹壁有条索状物，固定不移，刺痛，胀痛，或牵掣痛；伴胸闷、嗳气等；舌质淡红或有瘀点、瘀斑，苔薄，脉弦或弦涩。

【辨证诊疗思路与方案】

1. 病情分析与确定治疗目标　血栓性浅静脉炎的诊断较易，病情分析的重点要明确形成的原因。

肢体浅静脉炎除少数外伤发病外，主要分为医源性浅静脉炎与淤滞性浅静脉炎。医源性视具体原因又可分为：原因一，静脉内注射各种有激惹性的溶液，如高渗葡萄糖溶液、各种抗生素、烃化剂、有机碘溶液等，在受注射的浅静脉内膜上，造成化学性刺激，使局部内膜损伤而产生疼痛，进而局部血小板凝集，形成血栓并释放前列腺素，使静脉通透性增强，出现白细胞浸润的炎症改变，同时释放组胺，使静脉收缩，管腔变窄，影响对输入液体的稀释作用，进一步加重炎症；原因二，反复静脉穿刺，在浅静脉内留置注射针或导管持续性输液，常可使静脉壁遭受直接损伤，而形成血栓，迅速出现炎症，重者可并发脓毒性静脉炎，以静脉内化脓为特点，常与脓毒败血症相关，可危及生命。

淤滞性浅静脉炎是单纯下肢静脉曲张、下肢深静脉血栓形成后遗症等的常见并发症。迂曲扩张的静脉团块因静脉壁严重变性，血流缓慢，血液黏度增高，血小板聚集性和黏附性增强，足靴区皮肤常因营养障碍性变化伴有慢性感染，使曲张静脉遭受缺氧和炎症性变化，特别在局部遭受损伤后形成血栓，继发静脉炎和静脉周围炎。此种静脉炎还可并发淤滞性皮炎、蜂窝织炎和脂膜炎，且互为因果，使病理变化更为复杂。

胸腹壁浅静脉炎除与局部骤然用力受牵拉，或直接外伤外，先有浅静脉曲张者，多与肝、门静脉回流受阻等疾病相关，此外，一些研究表明此症状也可能与恶性肿瘤相关。

游走性浅静脉炎的发生可能与两种疾病密切相关：内脏癌，如胰尾癌等；血管炎，如血栓闭塞性脉管炎、白塞病等。

根据以上分析，对于穿刺、输液所致浅静脉炎应尽快祛除病因，防止发展，争取治愈；对于淤滞性浅静脉炎，争取3个月内，使条索状硬物消退，无疼痛；对于胸腹壁及游走性浅静脉炎，以较快判断其有无原发病为首要。

2. 选择治疗方案的依据与影响治疗效果的因素　选择治疗方案的依据主要是根据病情及其变化。如轻症浅静脉炎，局部外用即可取效；化脓性的浅静脉炎应切除整个静脉段，开放疮口，局部换药；单纯静脉曲张合并浅静脉炎者，后期硬性条索不消、疼痛、妨碍活动，宜手术切除；有发展迅速、有侵犯深静脉趋势者，以防止蔓延为主，手术慎重；对于胸腹壁及游走性浅静脉炎者，主要是对原发疾病的治疗及使其尽快稳定。

影响治疗效果的因素主要是病情的轻重和是否合并其他疾病。如深静脉血栓形成后出现浅静脉炎，回流严重障碍，又不能手术，疗效较差；恶性肿瘤及结缔组织疾病的患者，预后不良。

3. 一般治疗

（1）忌食辛辣、鱼腥、厚味，低脂饮食，戒烟。

（2）宜减少活动，适当抬高患肢休息。

（3）减少静脉再损伤及药物对血管壁的刺激。

（4）积极治疗容易并发血栓性浅静脉炎的疾病，如下肢静脉曲张、血栓闭塞性脉管炎及恶性肿瘤等。

4. 辨证治疗

（1）内治法

1）湿热蕴结证

治则：清热利湿，化瘀通络。

方药：五神汤加减。

加减：红热甚加蒲公英、连翘、黄柏；肿胀加苍术、泽泻；疼痛明显加乳香、没药；发热加防风、牛蒡子。口服黄柏胶囊、二妙丸、脉络舒通颗粒等。静脉点滴脉络宁等。

2）脉络瘀阻证

治则：活血化瘀，通络止痛。

方药：桃红四物汤加减。

加减：发于下肢加牛膝，发于上肢加桑枝；瘀重加地龙、水蛭；兼服大黄蟅虫丸、血塞通胶囊等。静脉点滴丹参、川芎、三七、水蛭的提取物。

3）肝气郁结证

治则：疏肝解郁，活血解毒。

方药：柴胡清肝汤或复元活血汤。

加减：热盛加丹皮、黄芩；胸痛加郁金、延胡索、枳壳；遗留硬性条索加炙三甲、夏枯草、海藻、浙贝等。口服柴胡疏肝散、逍遥丸等，静脉点滴活血化瘀的中药制剂。

（2）外治法

1）急性期：选用清热解毒、利湿化瘀之中药煎汤外洗后（加入芒硝效果亦佳），用金黄散（膏）等具有消肿止痛的膏散外敷。

2）慢性期：选用活血化瘀、软坚散结之中药，热蒸熏洗后，可外敷芒硝或红灵丹油膏等散结化瘀之剂。

3）针刺疗法：取夹脊穴、膈俞、太渊为主穴。胸腹壁浅静脉炎加内关、阳陵泉；四肢浅静脉炎，上肢者取合谷、曲池、内关、曲泽；下肢者取阴陵泉、三阴交。隔日1次。

（3）辨证注意点及对策：血栓性浅静脉炎是周围血管科的常见病，对其辨证论治我国各地都有丰富的经验，至目前为止已基本达成共识，一般分为急性期（湿热为主）和慢性期（瘀结为主），其病机为气血运行滞缓、脉络阻塞，治疗以活血化瘀为主，急性期重用清热利湿的药物，慢性期加用软坚散结的药物。临床选方用药既遵循以上治疗规律，又可灵活多变，注重外治，疗效显著。

5. 其他疗法

（1）局部封闭治疗：多适用于输液致浅静脉炎疼痛较重而病变范围较局限者。用药多为糖皮质激素与局麻药的混合注射。

（2）西药

1）外用药：肝素钠软膏（海普林）、扶他林软膏（双氯芬酸二乙胺乳膏剂）外涂，硫酸镁、雷夫奴尔湿敷。

2）非外用药：疼痛剧烈，伴有局部溃破或感染，可对症应用止痛、抗感染药，抗血小板药疗效并不确切，但当血栓性浅静脉炎涉及隐股静脉结合点时，为预防其向深静脉蔓延可使用抗凝剂。

（3）手术治疗：如经治疗炎症消退 3 个月以后，硬性索状物不消退，仍有疼痛，妨碍活动者，可施行手术切除硬性索状物。如果血栓性浅静脉炎发展、蔓延迅速，有侵犯深静脉趋势者，应及时施行手术，高位结扎受累静脉，予以切除或者作剥脱。如果病变发生在原有曲张的大隐静脉，经过相当时间，待病变进入静止阶段后，可再施行剥脱术治疗。化脓性血栓性浅静脉炎应切除整个静脉病变段，开放创口，局部换药。

（4）X 线、紫外线、微波、磁疗等有一定疗效。

【治疗难点与对策】

血栓性浅静脉炎在临床上诊断治疗较易。本病需要注意的是某些浅静脉炎是全身疾病的局部表现，应认真查找病因，找出原发病灶，以免误诊。特别是游走性浅静脉炎可以是内脏癌、血栓闭塞性脉管炎、红斑狼疮等疾病的先发症状，应该给予足够的重视。这需要临床医生提高认识，对于病因不十分明确，伴有其他系统病变者，应予综合分析，积极进行辅助检查进行排除。

三、研究方向

游走性血栓性浅静脉炎的病因病机未明，治疗效果不佳，具有一定的研究价值。

1. 西医研究方向　目前，研究表明游走性血栓性浅静脉炎主要发于下肢浅静脉，以小腿浅静脉和足部浅静脉为多见，发生在大腿和上肢者很少，有时可以在几个部位同时发病。病变主要累及中、小静脉，很少累及深静脉，具有血栓形成、静脉壁非感染性炎症反应。病理上静脉壁有结缔组织浸润，偶见巨细胞，受累血管邻近组织都无明显炎症反应，被血栓阻塞的管腔可因机化而再通，有时可同时伴有内脏静脉受损。早期内脏癌、血栓闭塞性脉管炎、系统性红斑狼疮、白塞病等是被多数学者认可较为密切的病因。发病机制的认识停留在静脉内膜受损炎变、血栓形成的阶段。综上，作为一种临床常见症状，其为何易发下肢？为何呈游走迁延发作？引起静脉炎变的关键致病物质是什么？另外，不同疾病临床表现的细节差别应做大样本的观察总结；对发生游走性浅静脉炎的患者，应做长期的随访，如发作次数、患病情况，甚至死亡原因，以便从中发现问题与内在规律。

另外，西药对本病的疗效值得进一步评估，手术的时机、方式及适应证有待做更多观察与总结。

2. 中医研究方向　对于游走性血栓性浅静脉炎的中医研究较少，临床辨证论治多是参照肢体血栓性浅静脉炎，根据病情分为急性期（湿热证）和慢性期（瘀结证），病机为湿热蕴结，气滞血瘀，脉络瘀阻，治疗也以活血化瘀为主。在西医治疗没有满意疗效的情况下，发挥中医整体观念、辨证论治的优势，改善症状，稳定病情。本病呈游走性，应与风邪密切相关；湿性趋下，故多发下肢，病易迁延，正气必虚，血瘀只是最后的病理产物。进一步探求本病的中医发病机制意义重大。临床观察发现本病患者，免疫功能低下或紊乱，生活环境不佳，易患病，有受风、寒、湿的病史。推测本病为素体内虚，湿邪内生或外感，感受风邪，久郁化热阻络而致。临床研究注重整体辨证，不拘泥于局部，挖掘风、湿、虚、瘀的辨证转化关系，选方用药可能取得较好的疗效。

另外，对各型浅静脉炎的外治法方面：哪种外用剂型效果最佳，不同病情阶段外用剂型的使用宜忌，如何加强外用药的疗效等均值得进一步研究。

第八章
下肢慢性溃疡

　　下肢慢性溃疡是指发生在小腿下部内外侧的慢性溃疡，多由下肢静脉功能不全或下肢外伤后感染未能及时控制，迁延日久而形成的慢性非特异性溃疡。其临床特点是经久不愈，或虽经久收口，却易因损伤而复发。属于中医"臁疮"范畴、俗称"老烂腿"。

一、中医研究现状

【古文献研究】

我国古代医家，对"臁疮"的病因病机及发病特点早有认识，并对其内外治法进行了较为深入的探究。

汉代《华佗神方》对"臁疮"的发病已有记述，并载有内外用药："内服人参二钱，白术三钱，茯苓、当归、生黄芪各二钱，生甘草、柴胡、半夏各一钱，金银花五钱，陈皮、升麻各五分，水煎服。外用：龙骨二钱，乳香、没药各一钱，血竭、轻粉各五分，阿魏二分，研成细末，再以水飞净黄丹一两……"其治可供现代临床参考。

明代王肯堂的《证治准绳·疡医》记载："或问足内外臁生疮，连年不已，何如？曰：此由湿热下注，瘀血凝滞于经络，以致肌肉紫黑，痒痛不时，女人名为裙风裤口疮，即臁疮也。"对"臁疮"的发病特点及病因病机有了一定的认识。申斗垣的《外科启玄》运用经络理论对臁疮的发病原因进行了阐述。载有："内臁疮在里臁骨上，是足厥阴肝经，多血少气……皆因湿毒，或因打扑抓磕虫犬破伤，日久不愈……黑肉瘀血腐坏，流水不止……"又曰："外臁疮在外臁骨上，是足阳明经，多气多血，或上下臁二穴，乃湿毒之所生也。年月深远……致令疮黑腐臭。"陈实功的《外科正宗》是中医外科"正宗派"的代表，其《外科正宗·臁疮论》中记述臁疮有新久之别："新者……三香膏、乳香纸法贴之自愈；稍久……解毒紫金膏搽扎渐可……年久顽臁……蜈蚣钱法去风毒、化瘀腐……外臁多服四生丸，内臁多服肾气丸妙"。其分期治疗的方法对后世影响较大。

清代吴谦的《医宗金鉴·外科心法要诀》进一步阐释了"臁疮"的病机，曰："外属三阳湿热结，内属三阴虚热缠。"王洪绪的《外科全生集》

则更具体地记载了"臁疮"的治法："每日煎葱椒汤……以蟾易贴，内服醒消丸……"及外用药等。高锦庭的《疡科心得集》对"臁疮"的病机认识有了进一步的发展，是中医外科"心得派"的代表。邹岳《外科真诠》单列"臁疮"一病，记述其发病部位在"内外臁骨"，并曰："外臁属足三阳经……内臁属三阴"，还在分期的基础上，提出辨别虚实，书中所载治则、方药仍沿用至今。

【中医治疗现状】

1. 辨证论治　侯玉芬等将"臁疮"分为三型，湿热下注型服用四妙勇安汤加味（金银花、玄参各 30g，当归、赤芍、牛膝各 15g，黄柏、黄芩、栀子、苍术、连翘、防己、紫草、生甘草各 10g，红花、木通各 6g）；阴虚内热型服用知柏地黄汤加减（熟地 30g，山药、山萸肉、黄柏、白术各 10g），气血两虚型内服十全大补汤加减（黄芪 30g，党参、白术、当归、熟地、茯苓各 15g，白芍、牛膝、鸡血藤各 12g，川芎、肉桂各 6g）。配合局部换药，治疗 71 例，平均治疗 58.118 天。结果：治愈 66 例，好转 4 例，总有效率为 98.16%。陈淑长将本病分为三型：湿热下注型治以清热利湿、活血解毒，药用苍术、黄柏、牛膝、薏苡仁、丹皮、赤芍、荆芥、防风、连翘、忍冬藤、蒲公英等；脉络湿瘀型治以活血祛瘀、利湿生肌，药用当归、丹参、地龙、川牛膝、赤小豆、穿山甲、赤芍等；气血虚弱型治以健脾益气、活血生肌，药用党参、白术、茯苓、薏苡仁、甘草、山药、扁豆、地龙、生黄芪等。若疮面色淡，光亮如镜，头晕心悸，舌质淡嫩，脉细弱，为气血两虚，常以八珍汤、六味地黄汤并用大剂量黄芪治疗。唐汉钧等将本病分为三型。湿热下注型：以大剂清热利湿之品以顿挫病势，佐以活血化瘀、益气健脾，内服草薢渗湿汤合三妙丸加减，常用草薢、黄柏、防己、土茯苓、白花蛇舌草、鹿含草、忍冬藤、苍术、牛膝、丹参、赤芍等药，以使湿热瘀毒渐化，脉络通畅；气虚血瘀型：代表方补阳还五汤加减，常用黄芪、当归、川芎、赤芍、桃仁、红花、泽兰、水蛭、地龙、太子参、白术、茯苓、牛膝等，以使气血充盛，脉络通畅，生化有源；脾虚湿盛型：

主方以补中益气汤合六君子汤加减，健脾化湿，常用黄芪、太子参、白术、茯苓、陈皮、半夏、苍术、薏苡仁、甘草、升麻、丹参、黄柏等。白祯祥等将 54 例静脉性溃疡根据临床表现辨证分三型：湿热下注型治以清热利湿、和营消肿，方用三妙丸和草薢化毒汤加减（苍术 12g，黄柏、木瓜、泽泻、滑石各 10g，川牛膝、茯苓、草薢各 15g，生薏苡仁、鸡血藤、蒲公英各 30g）；脾虚湿胜型治以健脾化湿、活血化瘀，方用补中益气汤和三妙汤加减（人参、当归、白术、黄柏、苍术、炮甲珠各 10g，黄芪、柴胡、茯苓、丹参、川牛膝、赤芍各 15g，鸡血藤 30g、升麻 6g）；气虚血瘀型治以补气养血、活血化瘀，方用八珍汤加味（当归、赤白芍各 15g，川芎、人参、白术、炮甲珠、水蛭各 10g，茯苓 12g，黄芪 24g，丹参、鸡血藤各 30g）。其根据溃疡情况分期进行外用药物治疗，早期用三黄汤湿敷；中期用生肌玉红膏外敷；后期用象皮生肌膏外敷。平均治疗 54 天。结果：治愈 38 例，显效 11 例，有效 4 例，总有效率为 98%。认为辨证治疗针对性强，能提高疗效。马鸿鹦等则将该病分为两型，血瘀湿热型治以活血化瘀、清热利湿，内服方：白术、茯苓、泽泻各 20g，车前子 30g，肉桂、天花粉、赤芍各 15g，地龙、甘草各 10g，水煎服，1 剂/天；血瘀气虚型治以活血化瘀、补气养血，内服方：党参、黄芪各 30g，鸡血藤 20g，赤芍、金银花各 15g，生地、甘草各 10g，水煎服，1 剂/天。溃疡外用拔毒散，玉红油纱布换药，1 次/天。用药 20 天。结果：治疗 136 例，显效 99 例，有效 36 例，总有效率为 98.14%。

2. 分期论治　许多医家结合"臁疮"的病变特点，以中医局部辨证理论为指导，按本病的一般发展规律进行分期治疗，充分体现了中医外治法的优势。奚九一认为本病的病因病机为瘀血生湿，湿郁化热，热甚生风，湿热损络。风湿热胶结不解，加之久病正虚，导致本病缠绵难愈。其根据肢体瘀血证候群的进退，将本病分为急性期和缓解期：①急性期：为邪盛而正未虚阶段，病变呈进行性，疮面溃疡扩展，分泌物多，疮周水疱、湿疹，溃疡周围红肿热痛。治疗以祛邪为先，拔毒祛腐。常用自制捞底膏（当归、赤芍、丹皮、大黄、板蓝根、乳香、没药、银珠、轻粉、冰片、铅丹、肉桂等）外敷。②缓解期：为邪退生新、正虚瘀留阶段，疮面溃疡尚未愈合，腐肉不多，肉芽生长，疮周红肿渐退。治疗当辨正、虚之偏重，化瘀与扶正相结合。常用自制疮疡膏（苍白术、黄柏、生薏苡仁、地榆、炉甘石等）、拔湿长皮膏（密陀僧、熟石膏、硼酸、铅丹、冰片等）外敷，临床取得很好疗效。胡承晓根据本病"虚"与"瘀"的病机特点，将本病分为三期：①湿热蕴毒期：多出现在本病的早期或急性期，正气渐虚，正不胜邪。证见患肢增粗，小脚下部肤色呈褐色或黑褐色溃疡，四周有灼热感，脓痂不易脱落，脓水臭味异常，四周红热，口干而渴，舌红，苔黄或腻，脉多滑数，治以清热解毒。创面撒生肌散，红肿者外敷金黄膏。②瘀滞期：此期患者多为非急性期患者，邪去七八，正气尚存。创面肉芽不鲜，脓水不多，周围皮肤色黯，边缘整齐，基底部是较硬的瘢痕，覆有一层脓膜，臭秽之气渐消，舌苔薄白或薄腻。治以活血化瘀通络为主，辅以清热利湿之法。外敷丹参注射液纱条，再盖以生肌象皮膏。③恢复期：此时湿邪已渐去，阴液亏耗，创面肉芽新鲜红活，脓水较稠，疼痛好转，创面逐渐收缩，口干，便秘，舌红，纳差，脉象细数等。治以益气扶正、和营活血为原则。外用白糖、蛋黄油、蜂蜜等，再外敷生肌象皮膏。如创面表浅，可外敷地榆油，促进创面结痂。石岳等也将本病分为早、中、后三期，分别外用三黄汤加味（大黄、黄芩、黄柏、苦参、红花、五倍子、蒲公英等）湿敷、生肌玉红膏和象皮生肌膏，配合中药内服治疗108例，总有效率达98.1%。

3. 专方专药　　多数医家认为本病的基本病机是脉络瘀滞、湿热下注，宗清热利湿、活血化瘀之法，治疗以外治法为主。韩洪等采用解忧汤，基本方：生大黄30g，黄柏30g，桃仁30g，红花30g，冰片5g，生白矾10g。溃疡面脓性分泌物减少，周围组织色红，有肉芽生长者，加白芷30g，病史长，疮面下陷，周围组织黯黑色，局部血液循环差，加桂枝30g，艾叶30g。浸泡30分钟，2次/天，重者3次，1个月为1个疗程，共治疗2个疗程。治疗78例下肢溃疡（糖尿病合并下肢溃疡者26例、下肢丹毒合并皮肤溃疡15例、外伤感染性溃疡6例），痊愈68例，显效8例，无效2例。刘敏等应用雄疡水，组方：雄黄 50g，冰片 10g，明矾 30g，甘草 20g。共研细末，加水 2500～3000ml 外洗，洗后取黄连、炉甘石粉扑撒创面，然后用鸡蛋膜外敷贴紧，1 次/2 天。共治疗 42 例，疗程 16～72 天，治愈率为 70%，总有效率为 96.67%。陈再兴以提脓祛腐之力颇强的消疡膏（生石膏 60g，滑石 60g，生黄柏 30g，血竭 6g，生月石 6g，冰片 2g）局部外敷，根据创面情况，1～4 天换药 1 次，治疗静脉性溃疡 60 例，用药 20 天，痊愈 46 例，好转 12 例，总有效率为 96.17%。王向东等以清热祛风通络的消炎生肌膏（独活、菖蒲、黄连、地榆、制象皮各 100g，蒲公英 500g，煅龙骨、煅炉甘石各 200g，制乳没各 50g，冰片 15g）局部外用治疗 78 例，平均治疗 64 天，痊愈 74 例。唐汉钧等认为本病的基本病机为气滞血瘀，倡用祛瘀生肌之复黄生肌膏（大黄、鸡蛋黄、血竭、紫草、珍珠粉）外敷治疗 21 例，治疗 56 天，治愈 17 例，显效 2 例，好转 2 例，治愈率明显高于白玉膏对照组。黄雅绵以紫丁膏和生肌散外敷治疗下肢溃疡 34 例，治疗 50 天，治愈 21 例，显效 8 例，好转 4 例，总有效率为 93.18%，治愈率和显效率明显优于红霉素软膏对照组。许赞斌等用自制加味海浮散（制乳香、制没药、大黄粉、海螵蛸等份，共研细末）局部换药，配合黄柏苦参汤（黄柏 30g，苦参 60g）水煎外洗，治疗 60 例，治愈 36 例，好转 20 例，总有效率为 93.13%。孙红君报道刘再朋应用大黄连梅汤（生大黄 50g，黄连、红花各 15g，乌梅 30g）煎液局部湿敷，每次 15～30 分钟，2 次/天，配合拔毒生肌散、珍珠粉撒于创面换药，治疗 57 例，全部治愈，疗程最长者 3 个月，最短者 6 天。张玉杰用芒硝复方熏洗液（芒硝 45g、金银花 30g、蒲公英 30g、马齿苋 30g）熏蒸并熨洗"臁疮"疮面，每次 30 分钟，2 次/天，10 天为 1 个疗程。治疗 28 例，痊愈 18 例，有效 9 例，无效 1 例，总有效率为 94.4%。聂文利等用臁疮散（乳香、没药、黑木耳、白糖各 15g，炒五味子 5～15g）涂敷于"臁疮"的溃疡面，每日换药 1 次，治疗 96 例，治愈 68 例，好转 20 例，无效 8 例，总有效率为 92%。何庆波等运用红药膏［组成：松香 50g，樟丹 20g，银珠 10g，梅片 1g，蓖麻 1 片适量，先将 1 片烧开入松香搅拌待溶解，稍冷却再入樟丹、银珠继续搅拌均匀冷却，最后入梅片（研细）入罐内待用]治疗顽固性小腿溃疡26例,外包扎1次/1～2天,疗程1～71天,平均38.5天,全部治愈。吴迎春等应用长皮膏(组方:妙香6g,炒没药6g,生白芷6g,煅炉甘石6g,血余3g,猪脂油120g,蜂蜡96g)治疗88例小腿溃疡,7天治愈53例,14天治愈88例。外治疗法治疗静脉性溃疡有独特的疗效,对轻症可单独应用,对巨大的溃疡可以与内治法相结合。

4. 中西医结合疗法 中医治疗结合西医手术等疗法纠正静脉高压等病理状态,是提高疗效、防止静脉性溃疡复发的关键。王孝文等采用大隐静脉高位结扎剥脱术、股静脉戴戒术、溃疡下方交通支结扎术,术后口服清热利湿、活血通脉之静脉炎胶囊,治疗静脉性溃疡20例,全部治愈。吴超杰等采用大隐静脉抽剥、溃疡周围交通支结扎及植皮术,配合内服中药桃红四物汤加减,治疗78例,治愈率为91.03%,明显优于单纯采用手术治疗的对照组($P < 0.01$)。侯玉芬等采用口服及外用中药换药,结合手术治疗静脉性溃疡71例,治愈率达93%,总有效率为98.59%。张学颖等以自拟中药活血利湿汤口服,配合静脉滴注丹参注射液、维生素C,局部应用抗生素湿敷与中药芙蓉膏、二皮散交替换药,治疗56例,治愈率为82.1%,总有效率为100%。方体会等则采用自制消疡膏外敷为主,配合口服抗生素,治疗30例,全部临床治愈。黄平平等应用口服四妙散加减及中药黄马液(黄连、马钱子)纱条局部换药,结合静脉滴注罂粟碱、消栓灵,治疗15～45天,42例中痊愈率达83.3%,显效率为16.67%,总有效率为100%,同时检测静脉回流时间也有显著改善,疗效显著优于单纯应用中药组。

【中医治疗现状评价】

侯玉芬等认为虽然西医学在治疗方面取得某些进步,如旨在纠正深静脉瓣膜功能不全的某些手术等,但仍处于探索阶段,远期疗效尚未可知。关键是许多患者并不具有手术适应证。中医中药治疗"臁疮"的历史悠久,现代文献也有大量关于"臁疮"的经验总结,其治疗方法及方药甚多,虽然根据文献报道,多能获得满意疗效,但经仔细研究,尚存在诸多不足之处。如"臁疮"泛指发生于小腿臁部的慢性溃疡，包括创伤性、压迫性、感染性、神经性、糖尿病性、动脉性及静脉性等多种不同性质的溃疡，各自的预后及治疗难度并不相同，泛泛而论既缺乏针对性，也不利于总结规律和规范治疗。目前，尚无针对静脉性溃疡的实验研究。中医药研究应建立在明确静脉性溃疡诊断的基础上，充分发挥中医药治疗优势，根据其特点总结治疗规律。深入开展中医药纠正静脉性溃疡病理机制的实验研究和临床治疗研究，开发有效的中药制剂，提高治愈率，降低复发率是今后的重要课题。

王香婷认为下肢静脉性溃疡多由于湿热下注、脾虚湿盛、气虚血瘀所致。溃疡难愈的根本原因与"瘀"的存在有关，气血瘀滞，经络瘀阻，邪浊留恋，瘀滞不化。瘀为其本，溃疡为其标。因此，治疗下肢溃疡的关键在于祛瘀。通过药物和绷缚等方法，改善静脉血流及降低静脉内压，以达血活瘀化、腐祛新生、溃疡愈合的目的。脱疽膏选用紫草、血竭、珍珠粉等有活血化瘀、祛腐生肌的作用，以及改善溃疡及其周围瘀滞状态、促进局部组织新陈代谢等作用，从而为创面愈合提供充足的氧和营养物质。弹力绷带绷缚旨在形成一高于或等于静脉压的力度，促进血液回流，减轻瘀血状态，减少纤维蛋白的外渗。内服中药苍术、黄柏清热利湿，牛膝活血化瘀，引药下行，丹参、川芎活血行气，茯苓健脾利湿，蒲公英清热散结。诸法合用，共达痊愈的目的。最终得出结论：下肢静脉曲张性溃疡并非一种单独的疾病，而是一种由血液倒流或回流障碍引起的综合征，单纯溃疡的治疗仅治其标，有条件者可在溃疡愈合后行手术治疗，以图根治，不宜手术者，宜长期用弹力绷带包扎，保护小腿，减少复发。

杨博华等认为中医药在治疗本病方面具有较大的优势，尤其是外治法的应用大大缩短了溃疡愈合的时间。临床应用外治法要想取得良好效果，应注意以下几个原则：①重视局部辨证论治。外治法的应用，必须重视中医的辨证论治原则。即使是单方论治，也应根据每位患者病变情况的不同，辨证施治，适当加减，以期达到最佳疗效。②局部辨证与整体辨证相结合。虽然溃疡发生在人体体表，但与人的整体有着密切的关系。因此，在应用外治法时，不应仅着眼于局部病变，还应贯彻整体观念，既关注疾病整体发展情况，又不忽视局部变化。在应用外治法的同时，应积极调理全身状况，可同时配合内治法及其他疗法，促进创面愈合。③选择适当的外治疗法。中医外治疗法的种类很多，临床应用时应根据患者的病变特点及病情变化，选择适当的外治疗法。

周涛认为下肢静脉性溃疡的基本病机是脉络瘀滞，湿热下注；疮面难愈的根本原因为久病正虚，气血瘀滞，营卫不畅，肌肤失养，复感邪毒所致，病性为本虚标实，因此，在治疗上应瘀者祛之，虚者补之，攻补兼施。通过辨证分期施治和缠缚疗法的联合应用，可有效地促进静脉回流，降低静脉内压，达到化瘀通络，祛腐生新，促进疮面愈合的目的。同时强调针对病因采取手术治疗的重要性，在疮面周围采取经皮环周缝扎术，操作简便易行，可有效地减轻溃疡周围组织的静脉瘀血，加速疮面愈合。从而得出结论：将中西医多种治疗手段有机结合，使其优势互补，充分体现了对因对症的全面治疗，大大缩短了治疗周期，降低了复发率，值得临床推广应用。

二、中医诊疗策略

【病因病机】

"臁疮"多由久站或过度负重，而致小腿筋脉横解，青筋显露，瘀停脉络，久而化热，或小腿皮肤破损染毒，湿热下注而成，以小腿内臁（内侧）较为多见。局部初起常先痒后痛，色红、糜烂，迅速转为溃疡。溃疡大小不等，呈发白或黯红色，表面或附有黄色脓苔，脓水秽臭难闻。病久溃疡边缘变厚高起，四周皮色黯黑，漫肿或伴有湿疹，收口后易反复发作，多见于下肢患有筋脉横解（静脉曲张）的患者。久病必穷及肾，精血不足，毒滞难化，可导致癌变。

西医学认为由下肢静脉血液倒流性疾病以及血液回流障碍性疾病导致瓣膜损害后均出现下肢静脉高压，继而使皮下毛细血管周围的纤维蛋白沉积形成氧和其他营养物质的弥散屏障是静脉性溃疡的主要病理基础；同时血液纤溶活性降低使得清除纤维蛋白的能力减退，在两者的共同作用下，皮肤营养状况不断恶化，最终形成溃疡。

【诊断】

1. 临床表现　本病多见于久立、久行者，常为"筋瘤"病的后期并发症之一。初起小腿肿胀、色素沉着、沉重感，局部青筋怒张，朝轻暮重，逐年加重，或出现浅静脉炎、淤积性皮炎、湿疹等一系列静脉功能不全的表现，继而在小腿下 1/3 处（足靴区）内臁或外臁持续漫肿、苔藓样变的皮肤出现裂缝，自行破溃或抓破，糜烂，滋水淋沥，溃疡形成，当溃疡扩大到一定程度时，边缘趋于稳定，周围红肿，或日久不愈，或经常复发。后期疮口下陷，边缘高起形如缸口，疮面肉色灰白或晦暗，滋水秽浊，疮面周围皮色黯红或紫黑，或四周起湿疹而痒，日久不愈。继发感染则溃疡化脓，或并发出血。严重时溃疡可扩大上至膝下到足背、深达骨膜。少数患者可因缠绵多年不愈，蕴毒深沉而导致癌变。

2. 辅助检查

（1）彩色多普勒超声：如有下肢静脉瓣膜功能不全可显示深静脉管腔增宽、管壁光滑，深静脉瓣膜存在但模糊、短小，可见扩张的静脉窦。瓦氏试验（Valsalva 试验）时，彩色血流出现"逆转"，频谱显示连续性反向血流征象。如继发于深静脉血栓形成，可有陈旧性血栓表现。

（2）静脉造影：可明确深静脉病变状况，是判断静脉瓣膜功能情况及诊断下肢深静脉血栓的最准确方法。

【鉴别诊断】

1. 下肢动静脉瘘引起的溃疡 动静脉之间存在异常通道者，称为动、静脉瘘，可发生在身体任何部位，但以四肢常见，常合并浅静脉怒张或曲张，这主要是由于静脉压增高，动脉血压的冲击使静脉扩张。同时根据青少年患有肢体形态异常，局部肿胀，静脉曲张或伴有海绵状血管瘤，局部皮温高，病变的局部可听到血管杂音及震颤患肢皮温升高，皮色红润，患肢比健肢长并伴有血管杂音，就可以明确诊断，但要排除深层的血管瘤、单纯性海绵状血管瘤、毛细血管瘤、先天性静脉扩张症等，必要时可行动脉造影。

2. 布加综合征 布加综合征是指由肝静脉或其邻近的下腔静脉发生阻塞而引起肝静脉血流受阻，由此产生的一系列综合征，如肝大、进行性肝功能损害和大量腹水，最易并发肝硬化。在我国，肝静脉阻塞较为罕见，大多为下腔静脉阻塞所引起。下腔静脉梗阻引起下肢静脉血回流受阻，双下肢发生静脉曲张、水肿、色素沉着、溃疡等，胸腹壁也出现静脉曲张。经超声波或下腔静脉造影即可明确诊断。

3. 动脉疾病性溃疡 多伴发于糖尿病、高血压和动脉硬化。发病多较急，病期短，溃疡易发生在足部，常引起肌腱和骨组织感染坏死，无静脉曲张，皮肤色素沉着轻。

4. 神经营养性溃疡　多伴发于脊髓损伤（外伤性截瘫），小儿麻痹症后遗症以及颅脑和脊髓的先天畸形，脑血管病后遗症。溃疡多发生在足底等负重部位，呈圆形，周围硬如胼胝，故又称胼胝性溃疡。患肢挛缩，感觉减退。

5. 结核性臁疮　常有其他部位结核病史；皮损初起为红褐色丘疹，中央有坏死，溃疡较深，呈潜行性，边缘呈锯齿状，有败絮样脓水，疮周色紫，溃疡顽固，长期难愈；病程较长者，可见新旧重叠的瘢痕，愈合后可留凹陷性色素瘢痕。

6. 臁疮恶变　可为原发性皮肤癌，也可由"臁疮"经久不愈，恶变而来；溃疡状如火山，边缘卷起，不规则，触之觉硬，呈浅灰白色，基底表面易出血。

7. 放射性臁疮　往往有明显的放射线损伤史；病变局限于放射部位；常由多个小溃疡融合成一片，周围皮肤有色素沉着，或夹杂有小白点，损伤的皮肤或肌层明显僵硬，感觉减弱。

8. 结缔组织疾病的皮肤溃疡

（1）系统性红斑狼疮溃疡：好发于踝部及胫前下 1/3，溃疡呈椭圆形，周围有红晕，缺乏自觉症状，常合并雷诺征及网状青斑。对肾上腺皮质激素类的治疗反应良好也是一个诊断标准。

（2）结节性多动脉炎溃疡：多见于下肢，开始为结节，以后结节中央坏死，形成溃疡，可以自然愈合而遗留瘢痕；也可逐渐扩展而类似上皮瘤、血管瘤，或坏疽性脓皮病。常伴有雷诺征、发绀或指趾骨的吸收、脱落。组织活检有诊断价值。

【辨证分型】

1. 湿热下注证　疮面色黯，或上附脓苔，脓水浸淫，秽臭难闻，四周漫肿灼热。伴有湿疹，痛痒时作，甚有恶寒发热。舌质红，舌苔黄腻，脉数。属湿热下注、营卫不和。

2. 血瘀气滞证　患肢青筋怒张明显，创面肉芽紫黯，边周皮肤紫黑发硬，舌质紫黯，或有瘀斑，脉涩。属血瘀气滞、失于调节。

3. 脾虚湿盛证　病程日久，疮面色黯，局部肉芽水肿，黄水浸淫，无明显臭味，患肢水肿，朝宽暮肿，体倦食少，纳呆腹胀，便溏，面色萎黄。舌质淡，苔白腻，脉沉弱。属脾虚夹湿、湿留于下。

4. 气血俱虚证　溃烂经年，腐肉已脱，起白色厚边，疮面肉色苍白、色淡，光亮如镜面，或见面色苍白，头晕、心悸，气短乏力，舌质淡嫩，脉细弱。属气血俱虚、创面失养。

【辨证诊疗思路与方案】

1. 重视辨病，病证结合　本病有经久站立工作史，患肢多有小腿青筋暴露（下肢静脉曲张），病位在小腿内外臁，内侧多于外侧，初期局部多先痒后痛，焮红漫肿，多为湿热瘀结之证；继则破溃脓水淋沥，疮面腐黯，形成溃疡，多为脾虚湿盛证；后期溃疡因经久不愈，疮口下陷，边缘皮肤苍白增厚，形似缸口，多为气血俱虚证，此期可有疮面肉色晦暗，流溢灰黑或带绿色污水臭秽，疮口周围皮肤黯红或紫黑，或因毒水浸淫而并发湿疹，疮面愈腐愈深，甚至腐肉脱尽，显露臁骨。当下肢慢性溃疡近期内出现溃疡边缘或溃疡当中不规则隆起，出血或分泌物恶臭或局部剧痛者应警惕溃疡有癌变之可能。

2. 了解病机，预防传变　"臁疮"的病机转化决定于湿热、瘀血等病邪与人体正气相争及其消长变化。病之初期若正气尚足，湿热下注致病后经清热利湿、和营消肿治疗可很快好转；若患者年龄较大，平素体弱，正气先衰，湿热、瘀血侵袭后病情加重，难以治愈，随后出现肝肾阴虚、脾肾虚寒的证候，给治疗带来困难。

3. 确定病性，标本兼治　"臁疮"的病性为本虚标实，气虚为致病之本，气滞血瘀为基本病机，依据有三：一是该病患者年龄较大，多因久站久立，或担负重物，耗伤正气，易致气滞血瘀，陈血瘀积于下肢，阻碍气机，瘀不去新则难生，故而可见下肢青筋显露，疮周灰黯，脱屑，毛发稀少；二是年轻人若得此病，病机属气滞血瘀，气滞则正气难行，血瘀则气无所依，久必致气虚，气虚可使气滞血瘀加重，复感湿热毒邪；三是从现代医理分析，病因尚未确定，但该病患者下肢深静脉功能不全，为必有之病理，与中医本虚（气虚）理论不谋而合。

4. 辨证治疗

（1）内治法

1）湿热下注证

治则：清热渗湿，疏风解毒。

方用：萆薢渗湿汤加苍术、防风、金银花、蒲公英。

药用：萆薢 15g，薏苡仁 30g，黄柏 10g，茯苓 30g，丹皮 10g，泽泻 15g，滑石 10g，通草 6g，苍术 15g，防风 10g，金银花 15g，蒲公英 15g。

2）血瘀气滞证

治则：活血祛瘀，生肌长肉。

药用：黄芪 15g，党参 15g，陈皮 10g，当归尾 10g，丹参 15g，赤芍 15g，穿山甲 10g，牛膝 15g。

3）脾虚湿盛证

治则：升发脾阳，佐以利湿。

方用：补中益气汤加萆薢、薏苡仁、茯苓。可服用人参健脾丸及金匮肾气丸。

药用：党参 15g，当归 10g，黄芪 15g，柴胡 10g，升麻 10g，萆薢 15g，薏苡仁 30g，茯苓 15g，白术 15g，陈皮 10g。

4）气血俱虚证

治则：补益气血，生肌长肉。

方用：八珍益母加黄芪。或常服八珍益母丸及六味地黄丸。

药用：黄芪 15g，党参 10g，白术 15g，茯苓 15g，地黄 15g，芍药 10g，当归 10g，甘草 6g，川芎 15g。

（2）外治法：腐肉难脱外用红油膏、九一丹；溃面干净，肉芽始长，用白玉膏、生肌散。血瘀气滞证以清洁包扎为要领。脾虚湿盛证可用剪刀剪去肉芽，清创后包扎；或用高渗盐水外敷。气血俱虚证外敷生肌散。以上各证创面四周并发湿疹时，用青黛散（膏）外敷。

5. 其他疗法

（1）注射疗法：即人们常说的穴位注射，维生素 B_1 100mg 或维生素 B_{12} 250μg，或复方丹参注射液 2ml。注射采用 5ml 注射器，18 号针头。患者采取卧位。取穴为下肢足三里、阳陵泉、阴陵泉等穴位。常规消毒，快速直刺穴位，有感应后抽吸无回血，即缓慢注入药液，出针后揉按针孔片刻，等感应消退后，再行走活动。左右穴位交替轮流注射，隔日 1 次，15 次为 1 个疗程。当肢体严重血液循环障碍时，不宜用注射疗法。

（2）磁穴疗法：是根据生物磁效应治疗疾病的一种方法，常选用 800～1500 高斯（Gauss）中小磁片，用旋磁机治疗 20 分钟后，按常规将疮面消毒，按创面大小直接于溃疡面上放 1～4 块磁片，再敷以纱布，用胶布固定。一般贴 3 天，间歇一天后再贴，10 次为 1 个疗程。本法无明显禁忌证，一般患者均可选用。

（3）熏洗法：当归 10g，红花 10g，紫草 6g，苏木 10g，川椒 3g，甘草 6g。上药水煎后，过滤去渣，趁热熏洗患处，每次半小时，每日 1 次。洗后外用生肌玉红膏油纱布包扎，加纱布用绷带扎紧。

（4）西医治疗

1）植皮术：如果溃疡已长期存在，面积较大，瘢痕多而且底部纤维化，可施行手术，切除溃疡，进行植皮，覆盖创面。溃疡切除必须在局部感染控制后施行。切除范围，应包括溃疡及其周围已呈营养性变化区域，如色素沉着、皮炎、硬结的组织。切除面积必须相对得大而深，必须包括一切病变组织，并应同时切断功能不全的交通支。早期溃疡不宜手术；晚期的顽固性溃疡，小腿几乎全呈褐紫色，下 1/2 全部硬、肿、胀，皮薄光亮，溃疡肉芽灰白，疮底白滑，周边硬痂较厚，也不适宜手术。因为手术损伤大，很难愈合，植皮也不易生长。如疑有癌变时，应做活检。证实有癌变时，应做溃疡广泛切除和植皮术，或行截肢术。植皮术的运用，多在创面过大、难以自行愈合时进行。在经中药辨证治疗后，血液循环改善，创面感染控制，肉芽组织新鲜但皮肤生长缓慢，即可施行点状植皮，或邮票状植皮，不过以点状植皮为佳。即使存活少许，也可为上皮爬行起搭桥作用，缩短疗程。

2）其他手术

a. 大隐静脉高位结扎加剥脱术：凡是原发性单纯性浅静脉瓣膜功能不全引起的溃疡都可以行此手术治疗，有人认为待创口愈合后进行，也有人认为待炎症消退后进行，总之除以下禁忌证外均可手术治疗：年老体弱、孕妇等不能耐受手术者；腹股沟手术区有急性炎症者；深静脉形成后，股深静脉已完全永久性栓塞，浅静脉曲张起代偿作用的患者。

b. 瓣膜修补术：适于深静脉瓣膜功能不全。

c. 股静脉瓣膜带戒术：适于深静脉瓣膜功能不全。

d. 自体带瓣膜的静脉段移植术：适于深静脉血栓形成后血管再通、深静脉瓣膜功能不全之深静脉瓣膜完全损伤、无法修补或带戒后效果不理想者。

e. 溃疡周围的浅静脉结扎和交通支静脉结扎术：适用于深静脉血栓形成后血管再通且浅静脉没有炎症；使用弹力绷带后感到舒适者。

f. 转流术

大隐静脉移植转流术：适应证——单侧性局限性髂－股静脉阻塞；股浅静脉远端通畅；健侧的大隐静脉和髂静脉，包括腔静脉系统在内，都必须是通畅状态。

原位大隐静脉－腘静脉转流术：适于深静脉血栓形成后遗症，即股－腘静脉功能不全或阻塞，而同侧股总静脉和髂静脉系统通畅、腘静脉远端和小腿的胫腓静脉也完全通畅、大隐静脉功能健全的患者。

3）硬化剂注射疗法：适用于局限性的浅静脉曲张，或局限性交通支功能不全，或手术后残留的静脉曲张，或孕妇、体弱暂不能手术治疗的患者，作为短暂的治疗。因其复发或再通率很高，且有栓塞深静脉的潜在危险，故不适于范围较大的严重的静脉曲张。

【治疗难点与对策】

1. 愈合缓慢，病程缠绵　《外科真诠·臁疮》中记述："内臁属三阴，有湿兼血分虚热而成，难于见效"。可见古代医家认为此病的形成与湿邪偏盛及正气不足相关。西医学下肢静脉血液倒流性疾病以及血液回流障碍性疾病导致瓣膜损害后均出现下肢静脉高压，继而使皮下毛细血管周围的纤维蛋白沉积形成氧和其他营养物质的弥散屏障，是静脉性溃疡的主要病理基础；同时血液纤溶活性降低使得清除纤维蛋白的能力减退，在二者共同作用下，皮肤营养状况不断恶化，最终形成溃疡。从当代微观辨证的观点来讲，下肢静脉高压，继而使皮下毛细血管周围的纤维蛋白沉积可以认为与湿邪偏盛相关，而皮肤营养状况不断恶化则正是正气不足的表现。这也恰恰与古代医家的观点相一致。因而在治疗臁疮的时候，要处理好湿、瘀、虚三者的关系，在不同阶段，准确掌握疾病的主要矛盾，采用有针对性的治疗方案。临床面对具体患者，在祛湿、活血、补虚三法中，或以一法为主，或两法甚至三法并用，才能取得佳效。

2. 易于复发，重视预防　中医自古就有"上工治未病"之理论，即未病先防，既病防变。对于尚未破溃的患者，应积极预防，适当卧床休息，抬高患肢，使用弹力绷带或弹力袜，减轻患肢静脉压力；避免长期站立、远行、负重；注意保护患肢，避免外伤、感染、蚊虫叮咬等。同时，可根据病情，适当使用利湿消肿及活血化瘀的药物，防止皮肤破溃。已经破溃者，应饮食清淡，忌食烟酒及辛辣之品，积极治疗，缩短病程，防止癌变，这样才能大大降低"臁疮"的复发率。

三、研究方向

对于下肢慢性溃疡的研究，应注重如下问题：

1. 文献研究　丰富的古籍资料是古代医家留给我们的巨大财富。对于"臁疮"，历代著作多有论述。因此，对这些古代文献的整理归纳，可以不断发掘古代医家丰富的临床经验，收集更多行之有效的方药，更好地为当今临床工作服务。如在《外科正宗》《外科全生集》《疡科心得集》中，明清时期外科三大流派的代表人物陈实功、王洪绪、高锦庭三位医家分别阐述了各自的观点。由此可见，历代医家对"臁疮"的认识与治疗，均有差异，各有特色。所以，在众多文献中，整理、概括、筛选出现实可行且行之有效的方剂，可谓任务艰巨。目前，这方面的研究较少，因此，"臁疮"的文献研究可作为我们今后研究工作的方向之一。

2. 名老中医经验传承　中医师承教育的优势在于临证，师徒面对面，师父口传心授，耳濡目染，这些随侍心得经过弟子的体会、整理，最终形成系统的名老中医学术经验，这是传承发扬中医学术的重要途径，也是中医学教育的特色之一。虽然，课堂教学已经成为当今中医学教育的主要手段，但是，随着对教育方式与教学效果的研究，越来越多的人认识到师徒传承在中医学教育中的重要性，特别是对于高层次人才的培养，这种方式显得更加必要。目前，许多国内高校，已经把名老中医的学术传承作为主要工作之一。例如，自 2005 年开始，上海中医药大学设立了"名师传承研究工程"，正式启动以来，该工程取得了阶段性的成果。各工作室、研究室整理和收集了大量名师的学术和档案材料，积累了大量名师带教的音像资料；培养和集聚了一批熟悉名师学术思想的传承人队伍；出版了大量学术专著及与传承相关的学术论文；为活跃学术氛围、促进中医药学术的创新与发展做出了贡献。国家中医药管理局从 20 世纪 90 年代初开始，推进全国老中医药专家学术经验继承工作。不仅加速了中医临床人才和中药技术人才的培养，还丰富了中医药理论与实践。学术继承人合格出师后，目前正在中医临床、中药研究开发等领域发挥着作用。实践证明，做好老中医药专家学术经验继承工作，对中医药事业发展具有重要意义。

3. 基础研究 应用中药治疗"臁疮"等慢性溃疡，在我国已有悠久历史，历代医家积累了丰富经验。但是，通过现代科学来研究中医药，阐述其治疗机制却仅有短短几十年的时间。现代基础医学研究表明，影响创面愈合的因素很多，除了生长因子、成纤维细胞及I、III型胶原、创面血液循环、创面免疫力、纤维结合蛋白（FN）、微量元素、pH值等，还有细胞外基质、表皮细胞及多种细胞因子的作用。真正全面地解释生肌类中药对于创面的作用机制还有很多工作需要做，而且，对慢性难愈性创面的发生、变化机制仍不是很清楚，利用现有的结果对中药方剂进行研究、挖掘和整理古人及现代生肌类方药的经验，进一步通过先进的现代临床及实验研究手段，筛选、分离出其中疗效确切的有效成分，进而开发、应用，具有及其重要的意义。但是各方剂中成分复杂，真正的有效成分尚未明了。特别是，目前从事该领域的科研人员较少，还需要我们做大量的工作，将传统中医药理论应用到更多的方面，不断加大基础研究投入的力度，探讨临床有效治疗方药的作用机制，造福广大的患者。

4. 临床研究 基础医学研究的最终目的是为临床服务，同时，新药开发、新技术研究也必须通过临床研究得以检验。因此，临床研究是医学科研的重要环节。自古以来，中医学十分重视临床经验的积累，许多医家编撰了大量医学典籍，大量医案、方书流传至今，为我们现今的工作提供了重要参考。但是，仅仅根据古籍记载，尚不能在临床中广泛应用。这需要经过分阶段、多中心、大样本的临床研究得以验证。查阅当代文献，应用中医药治疗"臁疮"的临床报道并不少见，而且，文献中提到许多医家的疗效确切、治愈率高。但是，相当多的临床报道，缺乏科学研究的严谨性，可重复性差。这就需要我们在今后的临床研究中，树立科学的研究理念，合理设计，认真研究，精确统计，详细分析。这样，才能使我们的临床研究结果真实可信，具有说服力，才能更好地为临床工作服务。

主要参考文献

［1］李曰庆. 中医外科学［M］. 第二版. 北京：中国中医药出版社，2007

［2］陈淑长. 实用中医周围血管病学［M］. 北京：人民卫生出版社，2005

［3］李乃民，初洁秋，李令根. 实用中西医周围血管病学［M］. 北京：学苑出版社，2002

［4］冯友贤. 血管外科学［M］. 第二版. 上海：上海科学技术出版社，1992

［5］刘春梅. 糖尿病肢体动脉闭塞症发病机制及益气活血中药干预作用的研究［D］. 山东中医药大学博士学位论文，2007，04：69－70

［6］李世征. 八味舒脉胶囊治疗血瘀型动脉硬化闭塞症临床观察［D］. 辽宁中医药大学硕士学位论文，2006，05：18－25.

［7］路广林. 从“心主血脉”“气血相关”探讨温脉通治疗早期肢体动脉硬化闭塞症的作用机制［D］. 北京中医药大学博士研究生学位论文，2005，06：3－4

［8］刘晓棠，周碧惠. 双柏散外敷治疗血栓性浅静脉炎40例［J］. 中医外治杂志，2008（04）：8－9

［9］刘媛越. 下肢静脉溃疡的中医药治疗进展［J］. 山东中医杂志，2008，27（3）：212－215

［10］于亚娜，郝琳，刘素钦，等. 益气消肿法治疗原发性下肢静脉瓣膜功能不全疗效观察［J］. 中国中医急症，2008，17（5）：628－629

［11］黄学阳，林鸿国，王建春，等. 中西医结合治疗原发性下肢深静脉瓣膜功能不全的疗效观察［J］. 时珍国医国药，2008，19（2）：772－773

［12］周涛. 中西医结合治疗下肢静脉性溃疡56例临床分析［J］. 光明中医，2008，23（8）：1120－1121

［13］杨博华. 下肢深静脉血栓形成后综合征的中西医结合治疗［J］. 北京中医药，

2008，27（1）：10 - 12

[14] 张广利. 自拟解毒化瘀汤治疗血栓性浅静脉炎疗效观察［J］. 辽宁中医杂志，2007
（06）：762

[15] 汪忠镐，吴继敏. 我国血管外科的回顾、现状和展望［J］. 临床外科杂志，2007，
15（01）：24 - 28

[16] 刘一东. 下肢动脉硬化闭塞症的治疗进展［J］. 现代中西医结合杂志，2007，16
（23）：3434 - 3436.

[17] 王昕冉. 脉血康胶囊配灯盏细辛及外敷祛腐生肌膏治疗血栓闭塞性脉管炎. 陕西
中医［J］，2007，28（2）：161 - 162

[18] 张广利. 脱疽病外治体会. 中医外治杂志［J］，2007，16（3）：48 - 49

[19] 金远林，赖洪华，等. 去瘀生新煎配合按摩治疗糖尿病足部溃疡34例［J］. 中国
中西医结合外科杂志，2006，（03）：241 - 242

[20] 张月霞. 扶正消毒散治疗糖尿病足52例疗效观察［J］. 实用临床医学，2006，
（03）：31

[21] 董有莉，赵荣，等. 活血生肌膏外敷治疗糖尿病足66例［J］. 中国中西医结合外
科杂志，2006，（02）：150

[22] 王玉琦. 我国血管外科现状和对学科建设的思考［J］. 中国实用外科杂志，2006，
26（10）：733 - 735

[23] 张苍. 浅谈益气活血法治疗慢性下肢静脉性水肿［J］. 新中医，2006，38（9）：
80 - 81

[24] 张磊，赵凯，奚九一. 奚九一教授治疗脉管病经验撷菁. 深圳中西医结合杂志
［J］，2006，16（2）：81 - 82.

[25] 周凤军，韩书明，陈华. 中药口服治疗血栓性浅静脉炎136例临床观察［J］. 中国
全科医学，2005，20：1715.

[26] 秦晔. 芒硝外敷治疗足靴区血栓性浅静脉炎疗效观察［J］. 中医药学刊，2005，
（06）：1053.

[27] 贾晓林，蔡文就. 邓铁涛教授论治糖尿病足经验［J］. 广州中医药大学学报，
2005，（03）：228 - 230.

[28] 韦巧玲. 史奎钧治疗糖尿病足经验［J］. 浙江中医杂志，2005，（03）：104 - 105.

[29] 崔公让. 动脉硬化闭塞症中西医结合治疗的必然性与可行性［J］. 中国中西医结

合外科杂志，2005，11（02）：91－93.

［30］刘述广，朱晓男. 非手术治疗下肢动脉硬化闭塞症研究述要［J］. 实用中医内科杂志，2005，19（3）：206－207.

［31］王玉琦，史振宇. 关于发展我国周围血管外科的一些思考［J］. 中国实用内科杂志，2005，25（4）：193－195.

［32］张开伟，加味补阳还五汤治疗创伤所致下肢深静脉血栓形成的临床研究［J］. 四川中医，2005，23（4）：72－73.

［33］祝丽波，胡志花. 中药油纱治疗糖尿病足［J］. 中国中医急症，2004（06）：363.

［34］王巧萍，黄学阳. 脱疽的古文献综述［J］. 中医研究，2004，02（17）：57－59.

［35］孟玫春，齐云华. 针刺治疗糖尿病足［J］. 中国临床康复，2003（12）：1839.

［36］王玉琦. 中国血管外科现状［J］. 上海医学，2003，26（8）：531－534

［37］张磊，侯玉芬. 中医药治疗动脉硬化性闭塞症研究进展［J］. 中国中西医结合外科杂志，2003，9（05）：406－407.

［38］杜丽苹. 中西医结合治疗急性下肢深静脉血栓形成231例［J］. 山东中医杂志，2003，22（6）：358－359.

［39］瞿梅增. 补阳还五汤加味配合复方丹参注射液治疗下肢深静脉血栓形成［J］. 中医正骨，2003，15（7）：55.

［40］郭小青. 化痰通络法治疗下肢深静脉血栓形成后遗症36例疗效观察［J］. 北京中医，2003，22（4）：33

［41］刘奎增，宫淑文，刘娜，等. 中西医结合治疗糖尿病足30例临床观察［J］. 中国中医药科技，2001，（02）：128.

［42］崔公让. 中西医结合周围血管疾病研究思路与方向［J］. 中国中西医结合外科杂志，2001，07（02）：135－136.

［43］郭守芳，董颖洁，王吉民. 中药内服外用治疗血栓性静脉炎30例［J］. 中国乡村医生，2000，（04）：43.

［44］张建强，顾庆焕. 糖足康水丸治疗糖尿病足80例临床研究［J］. 河北中医药学报，2000，（01）：3－5.

［45］金文银. 中西医结合治疗急性下肢深静脉血栓形成45例［J］. 中国中西医结合外科，2000，6（6）：400－401.

［46］郭彩云，三藤汤治疗下肢深静脉血栓形成42例［J］. 河北中医，2000，22（9）：

672 – 673.

[47] 代红雨，朱丽媛，唐汉钧．唐汉钧治疗血栓闭塞性脉管炎的经验．辽宁中医杂志 [J]，2000，27 (11)：494

[48] 张益民．内外合治血栓性浅静脉炎 68 例 [J]．山西中医，1999，15 (02)：22 – 23

[49] 金星，韩红松，尚德俊．下肢深静脉血栓形成中医证型与体外血栓形成检测相关性研究 [J]．山东中医药大学学报，1999，23 (02)：110 – 112

[50] 蔡忠仁．紫金锭外敷治疗血栓性浅静脉炎 27 例 [J]．江苏中医，1999，(09)：25

[51] 刘爱芹，高华强，马云华．大黄芒硝外敷治疗急性血栓性静脉炎 58 例 [J]．山西护理杂志，1998，(06)：263

[52] 卢国莲．加味黄芪桂枝五物汤治雷诺病 1 例 [J]．实用中医内科杂志，1996，10 (2)：30

[53] 刘秀茹．中医药治疗雷诺病 33 例 [J]．北京中医，1995，(2)：29 – 30.

[54] 汤鲁霞．化瘀利湿汤治疗下肢深静脉血栓形成 60 例 [J]．1994，13 (4)：164.

[55] 孟祥全．温经通络汤治疗雷诺病 20 例疗效观察 [J]．黑龙江中医药，1992，(02)：18 – 19.

[56] 杨修身．中医治疗髂股静脉血栓形成 65 例 [J]．山东中医学院学报，1992，16 (2)：29 – 30.

[57] 史知洪．中医阳虚证的西医辨证举隅 [J]．新中医，1990，(09)：26 – 28.

[58] 马力行．雷诺病治验 [J]．四川中医，1990，(9)：26.

[59] 张振东．阳和汤加减治疗雷诺病 [J]．辽宁中医杂志，1988，(10)：16.

[60] 龚景林．阳和汤在皮肤病中的应用 [J]．福建中医药，1988，19 (2)：24 – 25.

[61] 刘俊辰．益气活血法治疗雷诺病二例 [J]．河北中医，1987，9 (6)：37.

[62] 冷光顺．雷诺病治验 [J]．广西中医药，1987，10 (1)：13

[63] 唐祖宣．清热通瘀汤治疗深静脉血栓形成 43 例疗效观察及甲皱微循环变化 [J]．中西医结合杂志，1987，7 (4)：235 – 236.

[64] 张绍利．补阳还五汤加味治疗雷诺病 [J]．上海中医药杂志，1985，(12)：29.

[65] 陈淑长．中药治疗浅静脉炎 85 例报告 [J]．中医杂文，1983，(02)：26 – 27.

[66] 原焕勇，马同长．马同长治疗血栓闭塞性脉管炎的用药特色．全国中西医结合周围血管疾病学术交流会论文集 [C]，河南：2009：121 – 123